医学超声诊断与临床应用

于 玲 耿漫漫 黄洪君 边方圆 史文荣 陈彩萍 主编

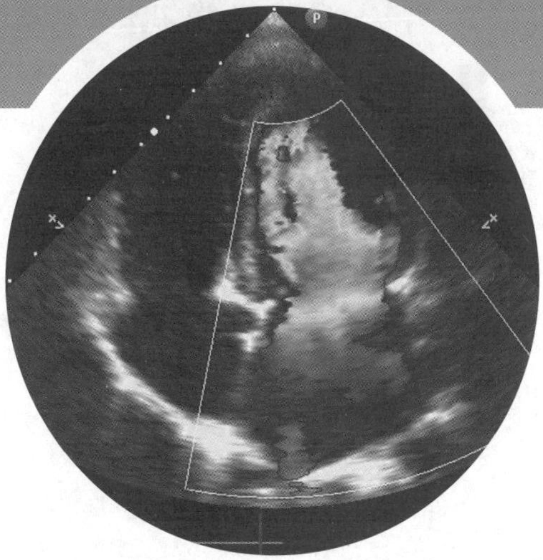

上海大学出版社

图书在版编目（CIP）数据

医学超声诊断与临床应用 / 于玲等主编. -- 上海 : 上海大学出版社, 2024. 12. -- ISBN 978-7-5671-5196-3

Ⅰ. R445.1

中国国家版本馆CIP数据核字第2025L1U643号

责任编辑　王悦生

封面设计　品雅传媒

技术编辑　金　鑫　钱宇坤

医学超声诊断与临床应用

于　玲　耿漫漫　黄洪君　边方圆　史文荣　陈彩萍　主编

上海大学出版社出版发行

（上海市上大路99号　邮政编码200444）

（https://www.shupress.cn　发行热线 021-66135112）

出版人　余　洋

*

山东品雅文化传媒有限公司排版

上海华业装璜印刷厂有限公司印刷　各地新华书店经销

开本 710mm × 1000mm　1/16　印张 9.5　字数 180千

2024年12月第1版　2025年4月第1次印刷

ISBN 978-7-5671-5196-3/R·107　定价：98.00 元

编 委 会

主　编　于　玲　东营市人民医院

耿漫漫　济宁市兖州区人民医院

黄洪君　平度市人民医院

边方圆　德州市妇女儿童医院（德州市妇幼保健院）

史文荣　石河子大学第一附属医院

陈彩萍　杭州市萧山区第一人民医院

副主编　刘清华　赣州市人民医院

吕红梅　长江航运总医院

李　佳　哈尔滨医科大学附属第一医院

李　琰　广东省第二中医院

廖幸婷　广州医科大学附属肿瘤医院

龙飞宇　四川大学华西医院

邓蒙蒙　溆浦县人民医院

关　钥　中国人民解放军北部战区总医院

张　筠　中国人民解放军北部战区总医院

周自强　常州市第一人民医院

编　委　吴江云　河南中医药大学第一附属医院

姜丽花　昆山市中医医院

于　岩　北部战区总医院

前　言

超声诊断是利用超声波在人体不同组织中传播的特性和差异，通过静态和动态图像显示进行诊断的。因其诊断正确率高，在医师熟练操作下有其独特的优越性，适用范围日益广泛，超声诊断队伍也日益壮大。

本书以临床实用为目的，以临床常见病和多发病为重点，系统阐述了超声诊断基础内容和常见疾病的超声影像学诊断。在编写的过程中，尽量体现科学性、先进性、实用性，为易于掌握，查阅方便，在文字解说基础上合理配用图片，供临床工作及教学参考。本书是由国内多位超声医学专家共同执笔编写而成，总结了我国超声临床诊断的丰富经验，吸取了国内外先进技术，是临床医师有益的参考书。

编者水平有限，书中如有疏漏和不足，还望广大读者批评指正。

编　者

2024 年 10 月

目　录

第一章

超声诊断原理及诊断基础

第一节　A 型超声诊断法

一、原理

A 型超声诊断法是采用幅度调制型的显示法（amplitude modulation display），简称“A 超”。该法在显示器上，以纵坐标表示脉冲回波的幅度；以横坐标表示检测深度，即超声波的传播时间。它有单相和双相（或称单迹和双迹）两种。

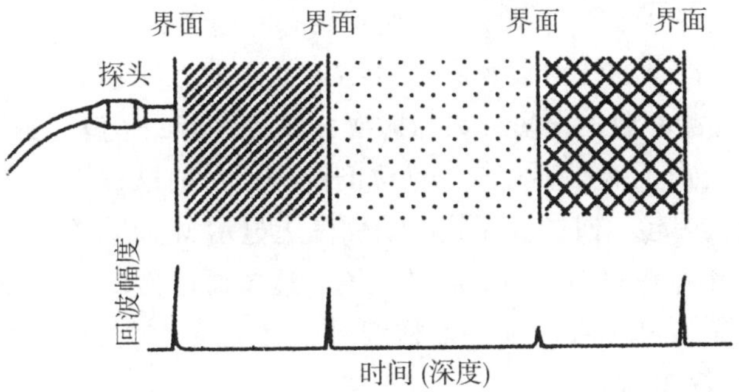

图 1-1　A 型超声显示

A 型超声诊断法显示组织界面的回波幅度。图 1-1 是 A 型超声的显示，它是组织界面回声示意图。超声波在人体组织中传播时，遇到声特性阻抗不同的组织所组成的界面时就会产生反射。反射波的大小和 2 种组织的声特性阻抗之差有关。差异愈大，反射波幅也愈大。没有差异，也就没有反射，呈现无回声的平段。而对回波可按波的幅度分为饱和波、高波、中波、低波、小波和微波；也可按波数分为稀疏、较密、密集；或以波的形态分为单波、复波、丛波、齿状波等。“A 超”就是根据组织界面回波的距离，测量组织或脏器的厚度和大小的，并根据回波波幅的高低、形状、多少进行诊断。

二、临床应用

超声波在临床诊断的应用，始于 A 型超声诊断法。虽然，现今以 B 型超声为主，彩超也已普及。但 A 型超声仍有一定的应用价值。该法使用简单方便而且显示的组织界面比较明确，便于对组织或器官的厚度、大小、距离等进行测量。此外在组织定征研究中也常用到该法。

目前 A 型超声在临床应用比较多的有脑中线探测、眼球的探测、胸膜腔与积液探测、心包积液探测、肝脓肿探测等方面。

第二节　M 型超声诊断法

M 型（M-mode），M 表示活动（motion）的意思，它是沿声束传播方向各个目标的位移随时间变化的一种显示方式。M 型超声诊断法，是用垂直方向表示探查的深度；用水平方向表示时间；用亮度表示回波的幅度。这种显示模式把沿声束检测到的心脏各层组织界面回声展开成随着时间变化的活动曲线。所以常称为 M 型超声心动图。

M 型超声可以显示心脏的一维解剖结构，因而可以测量有关心脏结构的大小，如管壁、室壁、中隔的厚度；大血管、心腔内径。

M 型超声的活动曲线可以观察心脏结构如心肌、瓣膜等的活动功能，计算其活动速度，计测心腔的缩短分数与射血分数等，借此了解心脏活动功能情况。

由于 M 型超声不能提供心脏二维解剖结构，目前这种模式是与下一节介绍的 B 模式结合在一起。通过 B 模式的切面图上显示 M 型取样线，并以 M 型取样线指示显示的 M 型在解剖平面的取样位置。这样通过移动 M 型取样线可以获取相应的解剖位置的 M 型图。M 型取样线可以有 1 条、2 条和多条，并相应显示 1 幅、双幅或多幅 M 型图。

传统 M 型取样线是在切面内，以切面顶点为起点，沿声束取向，这种单声束超声心动图只能清晰显示与声束垂直的心脏组织结构界面的运动情况，而不能显示与声束平行的心脏组织结构界面的活动情况。目前已研发的新技术允许 M 型取样线在 360°范围内任意取样，并显示相应的心脏结构活动情况，这种技术称为“解剖 M 型”（anatomical M-mode）。该技术是对数字化的二维图进行处理，将 M 型取样线与各声束的交叉点的灰阶值提取出来，显示出取样线上各点的灰阶随时间的变化。所以 M 型的质量取决于二维图的清晰度。

通过 M 型超声可以了解人体心脏的活动情况，但 M 型超声和 A 型超声一样都仅是反映人体组织的一维结构学信息，还不能称为超声影像。能反映人体二维或三维结构学信息的才能称为影像。下面将介绍有关这方面的超声成像模式。

第三节 B 型超声诊断法

一、原理

B 型超声诊断法是采用辉度调制显示（brightness modulation display）声束扫查人体切面的声像图的超声诊断法，简称“B 超”。

B 型超声扫查方式主要有两种：线性扫查和扇形扫查。前者以声束平移位置为横坐标，以超声波的传播距离（即检测深度）为纵坐标；后者是以距离轴为半径、圆周角为扫查角的极坐标形式扫查。

在切面声像图上，以回波的幅度调制光点亮度，并以一定的灰阶编码显示，所以称为切面灰阶图。如果对回波幅度进行彩色编码显示（color code display），则称为切面彩阶图，这是一种伪彩色显示法。

B 型超声不仅利用组织界面的回波，而且十分重视组织的散射回波（后散射）。它是利用组织界面回波和组织后散射回波幅度的变化来传达人体组织和脏器的解剖形态和结构方面的信息。

二、诊断基础

B 型超声是通过组织器官切面图的亮度变化来了解人体解剖结构学的信息，而切面图的亮度既与组织的声衰减特性有关外，也与组织之间的特性声阻抗之差有密切的关系。这两者是作为超声切面图分析的基础。在前边内容已指出人体不同组织的声衰减不同，特别与它们的含水量、胶原及其他蛋白质、脂肪等含量以及钙化有关，并随超声频率的增加而增加，即超声频率愈高衰减愈大。表 1-1 列出各种组织或物质的声衰减程度。

表 1-1 声像图人体组织或物质声衰减的程度

声衰减程度	极低	甚低	低	中等	高	甚高	极高
组织或物质	尿液	血液	脂肪	脑	肌腱	瘢痕	骨
				肝			
	胆汁			肌肉	软骨		钙化
				心脏			
	囊液	血清		肾			肺（含气）

三、临床应用

B 型超声是目前超声在临床诊断应用的最基本的模式，它能提供临床有关人体脏器的解剖学（结构学）信息。在下面有关临床应用章节都有详细介绍。

但我们要知道，B 型超声虽然提供人体组织结构学信息，但因回波幅度除了和组织的声特性阻抗、声衰减有关外，还受入射角度、发射声强和仪器操作调节等因素影响，而且人体的组织结构又十分复杂，这些原因都致使 B 型超声提供的诊断信息特异性不够强。为了进一步满足临床诊断的要求，人们正在不断发展新的超声诊断模式。在下面几节将介绍一些超声诊断模式。

第四节　超声多普勒技术

前面三节着重介绍通过检测回声的幅度以获取人体结构学信息的技术，本节则着重通过检测回声的多普勒信号来获取人体血流（运动）信息的技术。

一、血流动力学基础知识

人体内的血液是一种流动的液体，具有黏滞性和很小的可压缩性。应用多普勒技术研究和测量血流的特性，必须了解血流动力学的一些基本规律。

（一）血流流动的一般规律

1. 稳流和非稳流

稳流是指以恒定的速度和方向运动的流体。而流体内质点运动速度与方向随时间变化时，这种流动称为非稳定流动。

2. 层流与湍流

（1）层流：流体以相同方向呈分层的有规律流动，流层间没有横向的交流，同一层流体的流速相同，不同层流体的流速不同，这种流动称为层流。层流有稳定层流，如人体的肝门静脉血流；以及非稳定层流，如人体的动脉血流。

图 1-2 是层流抛物线速度分布示意图。图中箭头的长短表示速度的快慢，ΔV 表示相距；ΔL 表示两层的液体之间的流速差。下式是泊肃叶方程（Poiseuille equation）：

$$v=\frac{P_1-P_2}{4\eta L}\left(R^2-r^2\right)$$

式中：v 为距离血管轴心 r 处的层流速度；R 为血管的半径；P_1-P_2 为相距 L 两端的压差；L 为血管中某一段长度；η 为血流的黏滞系数。

按泊肃叶方程可知，层流在管道轴线处（即 $r=0$）流速最高，越近管道壁处流速越低，管壁处流速为零。因此，其速度分布剖面呈抛物线状。血管腔横断面积的平均流速为：

$$\bar{v}=\frac{P_1-P_2}{8\eta L}R^2$$

由上两式可见，稳定层流中，平均流速是最大流速的50%。血流速度越快，抛物线曲度越大；反之，血流速度越慢，抛物线变得越平坦。

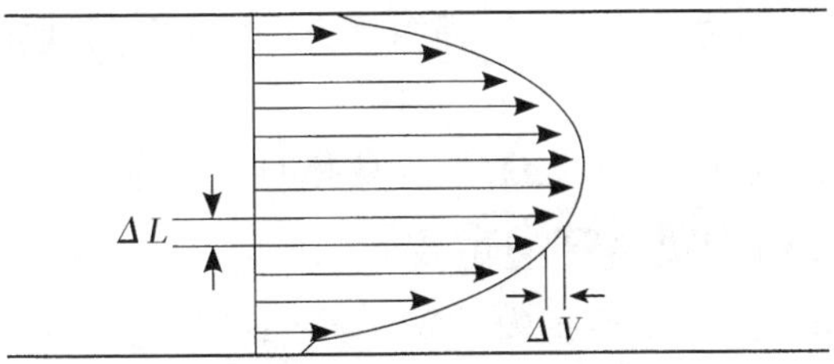

图1-2　层流抛物线速度分布

在动脉血流中，由于心脏收缩和舒张的影响，血流失去稳定性，不再适用于泊肃叶方程。动脉系统流速分布的决定因素有血流加速度、血流流经的几何形态、血液的黏滞性等。在这些因素影响下，流速剖面形状可从抛物线状态变为多种形状。

流体在弯曲管道的流动，当进入管道弯曲部分时，流体因向心加速度的作用，流体在管腔内侧处的流速较快；在管道的弯曲部分时，管道中央的流速增快；绕过管道的弯曲部分后，管道外侧处流速增高，内侧缘处流速低。流体在弯曲管道中的流速变化，形成流体在管道内的横向循环（流速增快从内侧缘→中央→外侧缘）或称为二次流动。人体血流从升主动脉到主动脉弓、从主动脉弓到降主动脉的流动，就属于这种流动。

流体在扩张管道的流动，其在管道中央部分仍然是均匀的稳定层流，在膨大部近管壁处的流体成旋涡状流动。

流体在狭窄管道的流动，在通过狭窄区之前仍为层流，在狭窄区流体的流速剖面从“锥削型”变为“活塞型”，但流速明显增高，称为射流（jet）；通过狭窄区后，流体扩散，流动方向改变，在管道壁处最明显，呈旋涡流动，此处的流体称为反向（reverse）漩流。流体中部流速增高，雷诺数（*Re*）超过2 000时称为湍流（turbulence）状态。再往远处延伸，湍流逐渐恢复为层流。

（2）湍流：流体的流速及流动方向都是多样化杂乱无章的不规则流体，而流体不分层，流体成分互相混杂交错。湍流经常在流体通过一窄孔后发生。当血流经过窄孔时，血流分布可分为射流区、湍流区、射流旁区、边界层和再层流化区等几部分。

（二）血流流动的能量守恒定律

理想流体在管中呈稳流时，其流体能量 E 是单位体积的压强 P、动能 $\rho V^2/2$ 和势能 ρgh 之和。即三者之和为一常数，能量之间可以互相转换，但遵循能量守恒定律，它符合伯努利方程（Benoulli equation）：

$$E=P+\rho gh+\rho V^2/2$$

式中 ρ 为密度。

为了实际计算的方便，可将此方程简化成为简化伯努利方程：

$$\Delta P=4V_{max}^2$$

可用此方程计算跨瓣压差、心腔及肺动脉的压力等。

（三）血流流动的质量守恒定律

液体在管道里流动时，如管道内径宽窄不一，即存在各种大小不等的横断面积 A 和快慢不一的流速 V，但流经管道各处的质量 m 总是恒定，即 $m=\rho_1A_1V_1=\rho_2A_2V_2=\rho_3A_3V_3=\cdots$。$\rho AV=$恒量，这就是流体力学中心连续方程。例如，流过心脏 4 个瓣口（TV、PV、MV、AV）的血流量（Q）总是相等的，即 $Q_{TV}=Q_{PV}=Q_{MV}=Q_{AV}$，利用频谱多普勒的连续方程，可以计算病变瓣膜口的面积。

（四）血管弹性与平均动脉压

1. 血管顺应性　血管两端的压强差是血流流动的动力，而血管内外侧的压强差，即跨壁压强，是引起血管扩张的动力。当血管内外侧的压强相等时，血管容积保持不变；只有内外侧（跨壁）压强为正值时，血管才会扩张。在血流动力学中，通常用血管顺应性来描述血管容积变化的跨壁压强之间的关系，有：

$$C=\frac{dv}{dp}=\frac{1}{dp}\int Q\mathrm{d}t$$

式中 C 为血管的顺应性，dv 为血管容积增量，dp 为血管跨壁压强增量。血管顺应性反映了血管的弹性，血管的弹性越大，容纳脉动性血流的能力也越强。

血管壁的弹性是脉搏形成的先决条件。随着心脏的周期性收缩和舒张，有节律的动脉血流是脉搏形成的动力。脉搏以波的形式沿血管向前传播，即形成脉搏波。

2. 平均动脉压　整个心动周期内，各瞬时动脉压的总平均值，称为平均动脉压（MABP 或 $\overline{P}$）。它等于 1 个完整周期的压强曲线下的积分面积除以周期 T，即：

$$\overline{P}=\frac{1}{T}\int_0^T P(t)\,\mathrm{d}t$$

平均动脉压并不等于收缩压和舒张压的平均值，而是要比其小。P 用来描述驱动血液流动的动力，其要比收缩压和舒张压更具有代表性。

二、多普勒血流的检测方式

（一）连续波多普勒（continuous wave Doppler，CW）

探头内有 2 个超声换能器，一个用以连续发射超声，另一个用以连续接收回声，如图1-3A所示。由于连续工作，无选择检测深度的功能（即不能提供深度信息），但可测高速血流，不会产生混迭（aliasing）伪像。

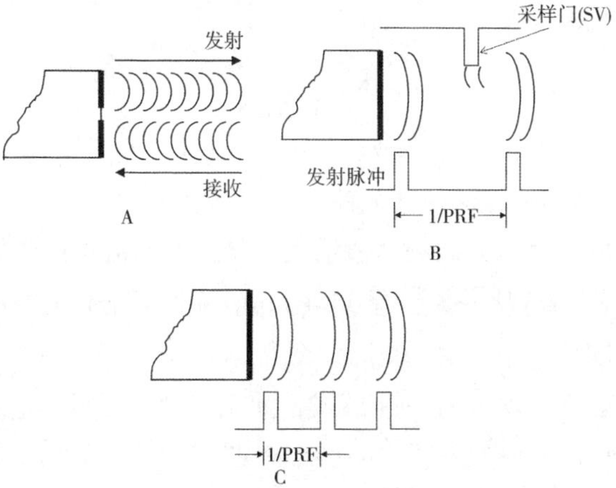

图 1-3　多普勒血流的检测方式

（二）脉冲波多普勒（pulsed wave Doppler，PW）

如图 1-3B 所示，该检测方式采用同一个超声换能器间歇式（交替）发射和接收超声。通常瞬间发一个超声短脉冲后，在间歇期通过深度可调节的距离采样门（SV）获取回声信号。不仅检测取样的深度可以调节，而且取样的大小也可通过 SV 调节。

1. 取样深度与脉冲重复频率的关系

单位时间发射脉冲波的次数称为脉冲重复频率（pulse repetition frequency，PRF）。PW 检测的最大取样深度 d_{max} 取决于 PRF，有：

$$d_{max}=c/2PRF$$

当声速 c 一定时，脉冲重复频率越高，2 个脉冲间隔越短，取样深度也越小。

2. PW 检测血流速度与 PRF 的关系

PW 检测血流速度受到 PRF 限制，有：

$$f_{\mathrm{d}}<\frac{1}{2}\mathrm{PRF}$$

如果相应于f_{d}的流速超过这一极限时，就会出现流速大小和方向的伪差，即频率失真，产生频谱混迭，这一极限称为奈奎斯特频率极限。

3. 如何提高 PW 检测流速的能力

（1）增大 PRF：根据$f_d<\frac{1}{2}\mathrm{PRF}$，通过增大 PRF 可以提高$f_{\mathrm{d}}$，从而增大血流速度测值。

（2）由 $V\leqslant\frac{f_{\mathrm{d}}c}{2f_0\cos\theta}$，$d_{\max}=c/2\mathrm{PRF}$，$f_{\mathrm{d}}<\frac{1}{2}\mathrm{PRF}$，可得：

$$V\leqslant\frac{c^2}{8f_0d\cos\theta}$$

因此，通过选择频率（f_0）较低的探头、减小取样深度（d）和适当增大角度（θ）都可以提高检测血流速度的能力。

（3）移动零位线使单方向频移值增大 1 倍，因而流速可测值也增大 1 倍。

（三）高脉冲重复频率多普勒（high pulsed repetition frequency Doppler，HPRF）

它是在 PW 基础上改进的一种模式，如图 1-3C 所示。这种模式是在探头发射一组超声脉冲后，不等取样处的回声返回探头，又提前发射出新的超声脉冲，从而增加了发射脉冲的重复频率，并提高了对血流速度的可测范围。由于它有较高脉冲重复频率，所以称为高脉冲重复频率。

这种方式有 2 个或 2 个以上可显示的取样门，而且 $d_{\max}>c/2\mathrm{PRF}$。

三、多普勒频谱分析技术（Doppler spectrum analysis）

（一）频谱分析的原理

多普勒超声检测的不是 1 个红细胞，而是众多的红细胞，各个红细胞的运动速度及方向不可能完全相同。因此，探头接收的后散射回声含有许多不同的频移信号，接收后成为复杂的频谱分布。把形成复杂振动的各个简谐振动的频率和振幅分离出来，列成频谱，成为频谱分析。频谱分析法的基础是快速傅里叶变换（FFT）。

频谱显示主要有 3 种方式：速度（频移）-时间显示谱图（图 1-4）、功率谱图显示（图 1-5）和三维显示（图 1-6）。其中最常用的是“速度（频移）-时间”显示谱图。在图 1-4 中，谱图中的横轴（X 轴）以时间表示血流持续时间，单位为秒（s）；纵轴（Y 轴）代表血流速度（频移）大小，单位为 cm/s（Hz）。

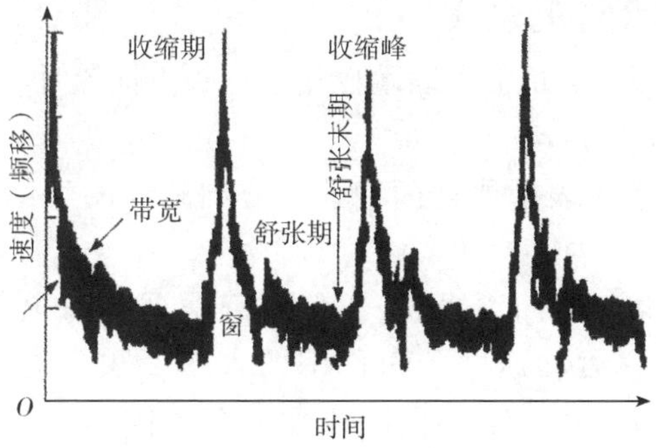

图 1-4　速度（频移）-时间显示谱

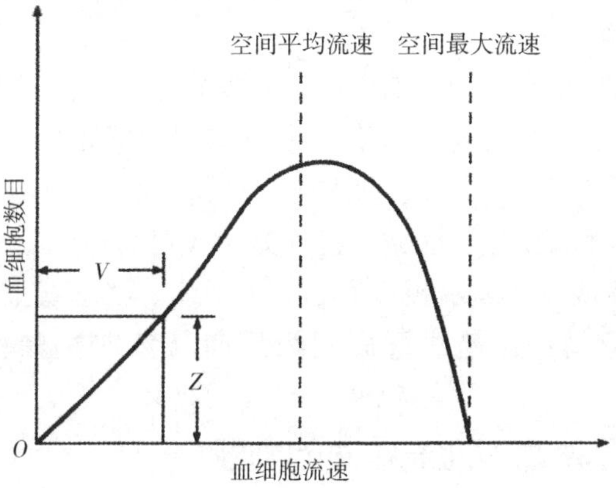

图 1-5　功率谱

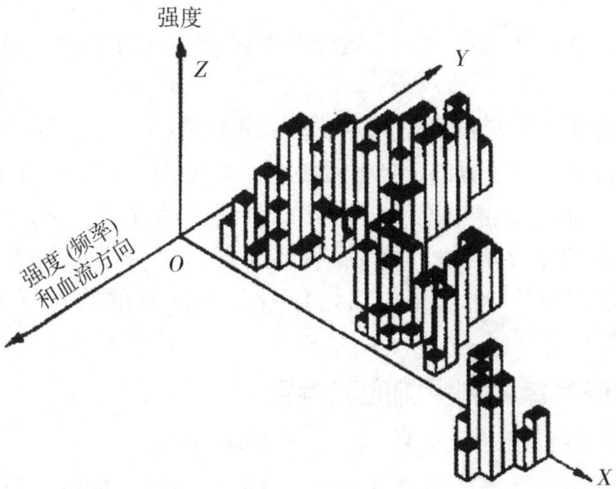

图 1-6　三维显示

（二）频谱波形的意义

（1）零位基线上方的波形表示血流朝探头方向流动，而基线下方的波形表示血流背离探头方向流动。

（2）频谱的灰阶表示取样门内速度方向相同的红细胞数量。灰阶高的数量多。

（3）频谱宽度（频带宽度）是在频谱垂直方向上的宽度，表示某一时刻取样门中红细胞运动速度分布范围的大小。频带宽，反映速度分布范围大（速度梯度大）；频带窄，反映速度分布范围小（速度梯度小）。通常湍流为频谱宽，层流为频谱窄。频谱宽度也受取样门大小的影响，取样门小，易获窄频谱；取样门大，可使频谱变宽。大的动脉，常为窄频谱；外周小动脉，常为宽频谱。

（4）“收缩峰”指在心动周期内达到的收缩峰频率，即峰值流速 V_s 或 V_p。

（5）“舒张期末”指将要进入下一个收缩期的舒张期最末点，此点为舒张末期流速 V_d。

（6）“窗”为无频率显示区域，也称为“频窗”。

（7）零频移线或基线表示频移为零的水平线。在基线上面的频谱为正向频移，血流朝探头流动；在基线下面则为反向（负向）频移，血流背离探头流动。

（三）频谱多普勒对血流性质的判断

（1）层流：显示为窄频谱，频谱波形规整、单向，频窗明显。频谱信号音柔和有乐感。

（2）湍流：显示为宽频谱，频谱波形不规整、双向，没有频窗。频谱信号音粗糙、刺耳。

（3）动脉血流：频谱图形呈脉冲波形，收缩期幅度（速度）明显大于舒张期，舒张期开始可出现短暂的反向脉冲波形。频谱信号音呈明确的搏动音。

（4）静脉血流：频谱呈连续的、有或无起伏的曲线。曲线的起伏是由于呼吸时静脉压力的变化所致，大的静脉如腔静脉更易出现起伏，对静脉远端部位加压也可产生同样的效果。频谱信号音呈连续的吹风样或大风过境样声音。

（四）频谱多普勒测量的血流参数

（1）由频谱图直接测量出 V_s 和 V_d，单位为 m/s。

（2）选取一个心动周期的曲线包络，仪器自动对其进行积分算出空间峰值时间平均流速 V_m（单位为 m/s）和速度时间积分（VTI）。

（3）收缩舒张比值 $S/D=V_s/V_d$。

（4）舒张平均比值 $D/M=V_d/V_m$ 或收缩平均比值 $S/M=V_s/V_m$。

（5）阻力指数（resistive index，RI）：RI＝（V_s-V_d）/V_s。

（6）搏动指数（pulsative index，PI）：PI＝（V_s-V_d）/V_m。

（7）加速时间 Aot（AT）：频谱图从基线开始到波峰的时间，单位为 ms。

（8）平均加速度（mAV）：频移的峰值速度（V_p 或 V_s）除以加速度时间 AT，即 mAV＝V_p/AT，单位为 m/s^2。

（9）减速时间 Dot（DT）：从频谱图波形顶峰下降到基线的时间，单位为 ms。

（10）平均减速度（mDV）：mDV＝V_p/DT。

（11）测量跨瓣压差：用简化伯努利方程 $\Delta P=4V_{max}^2$ 计算，式中 ΔP 即压差（PG），V_{max} 为频移的峰值速度（V_p）。

（12）测量心腔及肺动脉压，用简化伯努利方程，计算两心腔之间或大血管与心腔之间的压差（PG），然后再换算为心腔或肺动脉压。例如，测量右心室收缩压（RVSP），先用三尖瓣反流的峰值速度（V_{TR}）计算右心室与右心房间的压差 ΔP_{TR}，即 $\Delta P_{TR}=4\Delta P_{TR}=4V_{TR}^2$，而 ΔP_{TR}＝RVSP－RAP，右心房压 RAP 已知为 10 mmHg，因此右心室收缩压 RVSP＝ΔP_{TR}＋10 mmHg。

（13）测量分流量：用 B 超及频谱多普勒测量体循环量（QS）及肺循环量（QP），则分流量＝QP－QS。

（14）测量反流量及反流分数：用 B 超及频谱多普勒测量有关心腔的血流量，然后计算出反流量（AVF）及二尖瓣口血流量（MVF），然后计算反流量（AVF－MVF）及反流分数 RF＝（AVF－MVF）/AVF＝1－MVF/AVF。

（15）测量瓣口面积：通过已知的正常瓣口面积、正常瓣口的平均血流速度、病变瓣口的血流速度就可以求得病变的瓣口面积。例如，利用二尖瓣环截面积 A_{MC}、二尖瓣环平均血流速度 V_{MC}、主动脉瓣口平均血流速度 V_{AO} 可以求主动脉瓣口面积 $A_{AO}=A_{MC}\cdot V_{MC}/V_{AO}$。

（五）频谱多普勒技术的调节方法

1. 频谱多普勒工作方式的选择

对于流速不太高的血流，一般选用脉冲多普勒，如腹腔、盆腔脏器以及外周血管、表浅器官的血流。对于高速血流的检测，多选用连续多普勒，如瓣膜口狭窄的射流、心室水平的分流、大血管于心腔间的分流及大血管间的分流等的高速射流。用 HPRF 也可检测到 6 m/s 的高速血流。

2. 滤波条件的选择

根据血流速度高低而选择。检测低速血流时，采用低通滤波，要注意低速血流有否被去掉；检测高速血流时，采用高通滤波，要注意有否低速信号干扰。

3. 速度（频移）标尺的选择

要选择与检测血流速度（频移范围）相应的速度标尺。用高速标尺显示低速血流不清楚；而用低速标尺显示高速血流，会出现混迭现象。

4. 取样门的选择

对于血管检测，取样门应小于血管内径；而检查心腔内、瓣膜口血流时，取样门选用中等大小。

5. 零位基线的调节

移动零位基线，可增大某一方向的频移测量范围，以避免出现混迭。

6. 频移信号上、下反转

使负向频谱换成正向，以便于测量及自动包络频谱波形。

7. 入射角

图 1-7 表示不同入射角的误差速度估计。超声束与血流方向的夹角越小越好，测量值越准确，但有时受到检查方向的限制无法太小，一般检测心血管系时应≤20°，外周血管≤60°，并应进行角度校正。

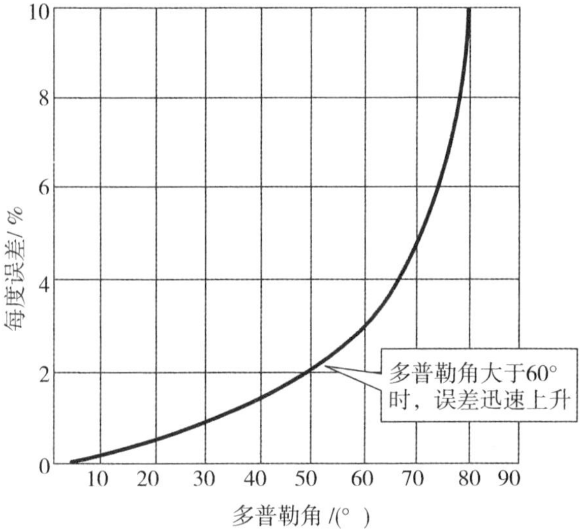

图 1-7　不同入射角的误差速度估计

8. 发射频率的选择

低速血流选用较高的频率，而高速血流则选用较低的频率。

第五节　超声弹性成像

一、基本原理及相关物理参数

（一）基本原理

弹性成像（elasticity imaging），是对生物组织的弹性参数（elasticity coefficient）或硬度进行成像和量化。

人体软组织，除含有水分外，还含有一定量的纤维结构（如结缔组织、胶原纤维等），具有纵向伸缩弹性和横向剪切弹性，故既可以传播纵波，也可以传播剪切波。组织的弹性主要由反映其纵向伸缩弹性的杨氏模量 E，以及反映横向切变弹性的剪切模量 μ 来确定。软组织剪切波声速 C_s 仅为纵波声速 C 的 $10^{-2}\sim10^{-3}$量级。而且，在 B 超探头的激励下，剪切波的声压与纵波的声压幅度相比也极其微小。在 B 超成像中，将其忽略，只考虑纵波。如果在新的超声诊断系统中，采用特殊的推动脉冲激励方式和信号提取，以及斑点跟踪和快速平行采集技术，在预测位置测出剪切波的速度 C_s，进而利用公式 $C_s=\sqrt{\dfrac{\mu}{\rho}}$ 计算出对应的剪切模量 μ。剪切模量越大，组织越硬。因此，根据组织的剪切模量分布图可以定性地判断组织的硬度或弹性。所以，弹性成像的原理是对组织施加一个内部（包括自身的）或外部的，动态的或静态的或准静态的激励，按照弹性力学、生物力学等物理规律的作用，组织将产生一个响应，导致描述组织弹性的物理量在正常组织和病变组织中，不同病变程度的组织中产生一定的差异或改变，通过检测这些物理量的变化，可以了解组织内部弹性属性的弹性模量等差异，并以图像显示。

（二）相关物理参量

1. 超声辐射力（acoustic radiation force，ARF）　通过聚焦超声入射生物组织，由于超声在组织中的扩散和反射引起了动力传输，从而产生的体积辐射力。

$$F(r,\ t)=\frac{2\alpha I(r,\ t)}{C}$$

式中 C 为组织声速，α 为声衰减系数，I 为超声强度。这个力导致在组织内产生剪切波，剪切波在组织内的传播速度（1~10 m/s）与组织的弹性有关。超声辐射力越大，产生的剪切波幅度越大。在应用时，要注意符合诊断超声的安全性标准。

2. 杨氏模量 E（Young's modulus）

当物体（如人体组织）受到应力作用时，应力 σ 与由此所导致的应变 ε 之间的比值，称为杨氏模量，单位：kPa。即：

$$E=\sigma/\varepsilon$$

杨氏模量 E 越大，组织越硬。

3. 剪切模量 μ（shear modulus）

它是组织剪切弹性的固有的物理量，对不可压缩的纯弹性组织，存在 $E=3\mu$。剪切模量越大，组织越硬。

4. 剪切波速度 C_s

剪切波是由应力引起的横向波动的弹性波，其传播速度 C_s 比起声波的传播速度要小得多，一般为 1~10 m/s。剪切波传播速度 C_s 与组织的弹性有关，剪切波速度越大，组织越硬。对纯弹性体的 C_s 符合下式：

$$C_s=\sqrt{\frac{\mu}{\rho}}$$

5. 应变（strain）与应变率（strain rate）

物体受到应力作用时，其长度、形状和体积都要发生变化，这种变化与物体原来的长度、形状或体积的比称为应变。组织越硬，应变越小。

6. 组织位移

指组织内一点位置的移动，通常分为纵向（轴向）和横向位移。组织位移越小说明组织越硬。

7. 泊松比（Passion's ratio）

是描述各向同性不均匀固体的物理性质的物理量，是每单位宽度横向压缩与单位长度的纵向扩张的比值。

在上述物理量中，杨氏模量 E 和剪切模量 μ 是最适合于描述组织弹性性质的材料固有的物理量，具有最大的动态范围。

二、超声弹性成像的类型

（一）多普勒组织成像（Doppler tissue imaging，DTI）

在彩色多普勒血流成像（CDFI）用来获取人体血流运动信息的同时研发了 DTI 技术，它是最早应用在心血管的超声生物力学技术。心脏除了运动以外还有形变，而应变和应变率是对形变的描述，并且还反映了组织的弹性，应变越小，组织越硬。

DTI 采用高幅率的组织多普勒（high frame rate tissue Doppler）及声学采集获取多普勒组织成像，并利用自动定量应变率成像技术（automatic quantitive strain rate imaging）获取某一局部心肌的应变、应变率、达峰时间、达峰速度、位移等参数，借此了解心肌收缩与舒张引起形变在空间与时相上细微的变化，用以评估缺血性心脏病、各种心肌病以及心脏同步化治疗等方面。但基于多普勒原理的 DTI 受限于采样角度、帧频等因素。

（二）速度矢量成像（velocity vector imaging，VVI）

VVI 是用于对血液和软组织的小单元的运动速度矢量进行成像。小单元是指其尺寸小至相当于 1 个像素大小；其回波特性是小单元中微散射体（红细胞、纤维结构等）背向散射的相干叠加数据，称为斑纹图案。像素斑点（pixel speckle）的运动速度矢量的测量基于斑点跟踪（speckle tracking）法。

新一代的超声诊断系统中，利用新的平行波束采集处理技术，可在极快速度和足够精度上，实现血流和软组织的二维速度矢量成像。进一步将此技术运用于 2D 阵探头和 3D 成像系统，通过整体跟踪，还可实现 3D 速度矢量成像。

VVI 含空间定位信息的成像原始信息，从中可以获取及形成各种图像与数据、曲线、彩色三维的速度图、应变图、应变率图，为定量检测心脏、心肌、血管壁的各种运动，借以评价其功能提供了新的手段，因而促进了心血管超声技术的发展，特别在心脏结构力学方面有新的突破。

该方法突破了角度和帧频的限制，它将生物力学参数获得的准确性、重复性以及应用的广泛性提高到了一个新的水平。

（三）弹性成像

上述两种成像技术，虽然可以获取有关人体组织的力学信息，包括应变、应变率及与之相关的弹性与形变，但都不是直接采用有关弹性的参数进行成像。所以，还不能算弹性成像。下面介绍直接采用有关组织弹性的应变 ε 或剪切模量 μ 进行成像的技术。

1. 静态弹性成像

检查时，慢慢压缩组织，并测出产生的纵向位移，利用弹性方程算出应变，然后显示应变图。通常组织越硬，应变越小。但弹性方程的解要知道边界条件，但这是十分困难的。一般是尽可能控制边界条件而得到。因此，只能提供定性的弹性信息。

（1）应变成像。从压缩前后的射频信号，利用一维互相关（cross-correlation）的方法来估计位移和应变。应变成像首先通过常规的 A 或 B（模式）获取压缩前的射频信号；然后向组织表面施加一个均匀压力，该压力导致的变形不大于组织深度的 1%；再通过超声诊断仪获取压缩后的射频信号，跟踪斑点，计算纵向位移 $d=\frac{1}{2}c\cdot\tau$，式中延迟时间 τ 从互相关的峰值位置获得。根据下式计算应变值。

$$\varepsilon=\frac{\partial d}{\partial z}=\frac{\partial \tau}{\partial t}$$

采用这种方法时，在求梯度时往往会引入噪声，影响测量结果。所以在实际应用中，梯度可以根据 2 个相隔 ΔT 的时间窗，采用下式来获取 ε。

$$\varepsilon=\frac{\tau_2-\tau_1}{\Delta T}$$

由式可见，延迟时间 T 的测量精度直接决定应变图像的质量。在以互相关的峰值位置确定延迟时间 T 的方法中，假若以小的纵向压缩，其压缩前后散射体是高度相关的，斑点的运动充分代表了组织的运动，此时斑点的跟踪方法是有效的。但当纵向压缩过大时，会引起大的位移和应变的不确定性。因为大的位移变化率和成像平面外的质点运动会引起压缩前后 2 帧信号的相关，一旦应变大于 0.01，相关系数会低于 0.9，导致互相关峰值出现不确定，图像会被去相关噪声淹没。

(2) 剪切模量成像。由于应变成像忽视了边界条件以及组织内应力的分布，其只能提供定性的弹性信息。在静态应变图中，边界条件的影响是很大的，有人以逆问题的方式试图从纵向位移和应变求出弹性横量的分布。假定生物组织是各向同性的线性弹性体，只发生平面应变，在二维成像平面去考虑组织结构和边界问题。这样简化后，可以使用直接的方法或迭代算法解决逆问题，实现剪切模量成像。

目前，心肌弹性成像和血管内弹性成像的基本原理和静态压缩弹性成像类似。只是心肌弹性成像的激励方式是依靠心脏自身的搏动。当连续采集 2 帧数据时，通过估计组织沿声束方向的纵向位移，从而获取心肌的应变和速度等参数的空间分布以及随时间的变化。该法没有角度依赖性，具有较高的精度、时间和空间分辨能力以及好的重复性，可以客观地对局部心肌功能进行定量评价，特别用于心肌梗死和心肌缺血的定位。而血管内弹性成像是利用气囊、血压变化或者外部挤压来激励血管，采用纵向位移的检测而得到应变分布图，从而了解血管的弹性。

静态弹性成像，采用人手加压法，受人为影响因素较多，产生的应变与位移可因施加压力的大小不同而不同，也可因压、放的频率快慢而不同，而且对成像的深度和位置都有限制。这种方法只能提供定性的弹性信息。

2. 动态弹性成像

为了解决静态弹性成像的缺陷，在普通超声探头的基础上增加一组产生激励组织运动的超声束，以此取代人工加压的方法，构成超声动态弹性成像技术。

目前动态超声弹性成像主要有下述两类方法。

（1）利用外加低频振源作用组织，使其运动。然后用常规超声探头检测多普勒信号，以获取组织低频振动的幅度和相位信息，已经知道弹性组织的运动速度不仅依赖于组织的硬度，而且和低频振动的频率有关。

由于这种方法使用了低频振动源和检测探头 2 个器件，在实际操作中不实用，而且存在方向的局限，无法测量剪切波传播不到的组织。

（2）利用聚焦于体内的超声束引起组织运动。这种方法是利用聚焦超声束在组织内的扩散和反射引起动力传输，产生体积辐射力，它将在组织内产生剪切波并在组织内传播，剪切波的传播速度(1~10 m/s)与组织弹性有关。

通常组织是各向异性、不均匀和黏弹性的，弹性模量表达为复杂的四阶张量。如果假定组织是各向同性、局部均匀和不可压缩的线性弹性介质，则可简化为只有一个独立的弹性参量即剪切模量 μ。

这类利用声学射频压力诱发局部内部振动并追踪组织运动轨迹的方法是组织弹性成像有前途的发展方向。

3. 利用聚焦超声束加压的动态弹性成像的主要技术

目前主要有 1998 年由 Greenloaf 等提出的超声激发振动声成像（ultiasonic stimulated vibro-acoustography，USVA）；2001 年由 Nightingale 等提出的声辐射力脉冲成像（acoustic radiation force-impulse imaging，ARFI）；以及 Jeremy Bercoff 研究小组提出的超声剪切波成像（supersonic shear imaging，SSI）等 3 种技术。下面着重介绍已在临床应用的 ARFI 和 SSI 技术。

（1）声辐射力脉冲成像（ARFI）：也有人称之为微触诊。它以持续时间小于 1. 0 ms 脉冲超声束作用于组织，并使组织内部产生局部位移，利用互相关算法评估组织的位移。可以用灰阶或彩阶进行显示。采用 ARFI 的弹性成像系统中，同一个探头既能产生射频压力，同时又能接收射频回波数据。应用 ARFI 技术的超声诊断设备 SCUSON S2000，提供了定性的声触诊组织成像技术(virtual touch tissue quantification，VTQ)，实现了定性的组织纵向位移图像和定量的小区域剪切波速度显示。

ARFI 技术采用实时采集离线处理，不能实时跟踪组织运动的情况。最近有人采用超快速成像的方法来跟踪组织的运动，从而出现了超声剪切波成像。

（2）超声剪切波成像（SSI）：较具代表性的是法国 SSI 公司采用 SSI 技术生产的多波超声诊断系统 shear wave TM Elastography，其包括产生 B 型高图像质量的超声波以及能测量和显示局部组织弹性的剪切波。

该系统可将超声触诊和超快速成像技术结合起来，能定量评估大范围的由超声辐射力引起的组织运动，从而提供感兴趣区定量的弹性信息。

这种技术所采用的探头有 2 组晶片，一组用以成像，频率较高；另一组发射频率较低的聚焦超声，利用聚焦超声辐射力在组织中产生准平面剪切波，提供可定量的弹性信息。回波的检测，则采用互相关技术估算由剪切波引起的组织位移，并计算出组织的剪切横量，以灰阶或彩阶编码显示。一个完整的工作周期约需时 20 ms，可以实时成像。

从这些介绍可见，超声弹性成像和前面介绍的超声诊断法最大的不同是：前面所介绍的技术都是利用超声在组织传播的纵波的有关参数进行成像；而超声弹性成像不仅要利用纵波还要利用横波，以获取剪切模量 μ 进行成像，所以超声弹性成像能反映组织的力学特性，对传统的超声成像是一个重要的补充。

第二章

心脏疾病超声诊断

第一节　冠状动脉粥样硬化性心脏病

一、概述

冠状动脉粥样硬化性心脏病（简称冠心病）是引起心肌缺血的主要原因，室壁节段性运动异常是心肌缺血的特异表现，超声心动图可以通过 M 型、二维及 DTI 技术相结合显示节段性运动异常的部位、范围，也是较早发现心肌缺血的检测手段。

（一）左心室室壁节段的划分

1. 16 节段划分法

根据冠状动脉与各室壁节段间的对应关系，1989 年美国超声心动图学会推荐使用 16 节段划分法（图 2-1）。该法在长轴切面把左室壁分为基底段、中段、心尖段，在基底段和中段短轴切面把左室壁分为前壁、前间隔、后间隔、下壁、后壁、侧壁，而心尖段短轴切面仅分为四段即前壁、室间隔、下壁、侧壁，共计 16 段。这种划分法与冠状动脉血供分布密切结合，又使各段容易在超声心动图两个以上的常规切面中显示出来。

2. 17 节段划分法

16 节段划分法不包括心尖顶部，即没有心腔的真正心肌心尖段。近年来，超声方法评价心肌灌注的各项技术逐步应用发展，心尖顶部心肌段日益受到关注。因此美国心脏病学会建议几种心脏影像学检查方法统一采用 17 段心肌分段方法，17 节段划分法（图 2-2）实际上是在 16 节段划分法的基础上把心尖单独作为一个节段，其余 16 段与 16 节段划分法一致，只是命名稍有区别。

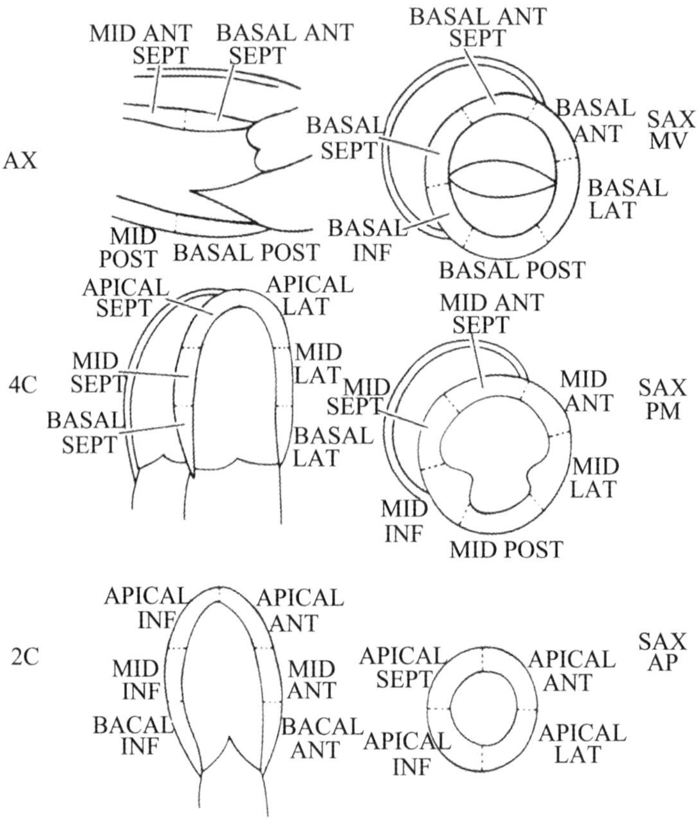

图 2-1　左室壁 16 节段划分法

二尖瓣水平短轴（基底段 BASAL：前壁 ANT、前间隔 ANT SEPT、后间隔 SEPT、下壁 INF、后壁 POST、侧壁 LAT）。乳头肌水平短轴（中段 MID：前壁 ANT、前间隔 ANT SEPT、后间隔 SEPT、下壁 INF、后壁 POST、侧壁 LAT）。心尖水平短轴（心尖段 APICAL：前壁 ANT、室间隔 SEPT、下壁 INF、侧壁 LAT）。以上 16 段可在胸骨旁左室长轴切面、心尖四腔心切面和心尖二腔心切面三个长轴切面上找到对应节段

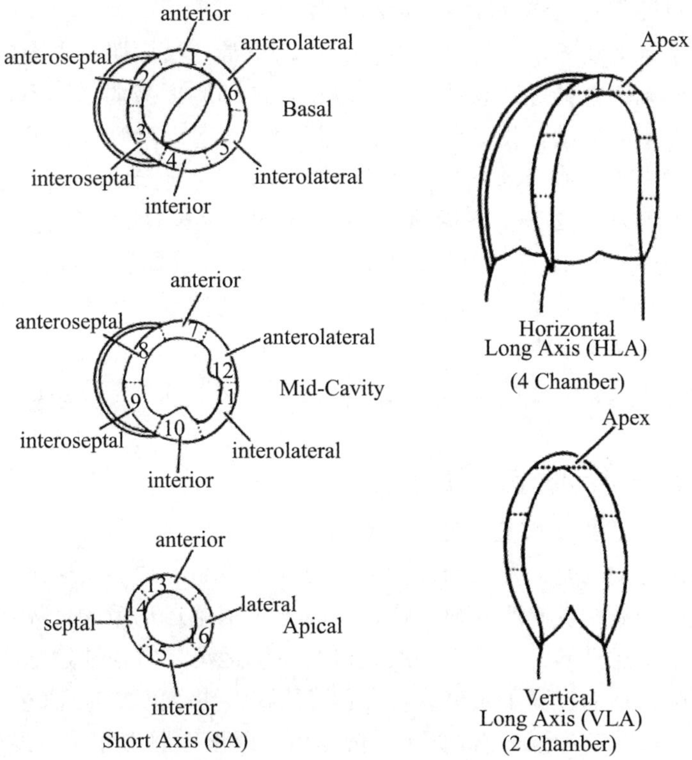

图 2-2 左室壁 17 节段划分法

1. 基底段前壁（Basal-anterior）；2. 基底段前间壁（Basal-anteroseptal）；3. 基底段下间壁（Basal-interoseptal）；4. 基底段下壁（Basal-interior）；5. 基底段下侧壁（Basal-interolateral）；6. 基底段前侧壁（Basal-anterolateral）；7. 中段前壁（Mid-anterior）；8. 中段前间壁（Mid-anteroseptal）；9. 中段下间壁（Mid-interoseptal）；10. 中段下壁（Mid-interior）；11. 中段下侧壁（Mid-interolateral）；12. 中段前侧壁（Mid-anterolateral）；13. 心尖段前壁（Apical-anterior）；14. 心尖段间壁（Apical-septal）；15. 心尖段下壁（Apical-interior）；16. 心尖段侧壁（Apical-lateral）；17. 心尖段（Apex）。第 17 段即没有心腔的真正心尖段可在心尖四腔心切面和心尖二腔心切面上显示

（二）节段性室壁运动异常的分析

缺血性节段性室壁运动异常是冠心病在二维超声心动图上的特征性表现，节段性室壁运动异常的表现：①室壁运动幅度减低、消失、矛盾运动。②室壁运动时间延迟。③心肌收缩时的变形及变形率减低。④心肌收缩运动梯度低下。⑤室壁收缩期增厚率减低、消失、负值。心内膜运动<2 mm 者为运动消失，2~

4 mm 者为运动减弱，≥5 mm 者为运动正常。

节段性室壁运动异常的目测分析：①运动正常：收缩期心内膜向内运动幅度和室壁增厚率正常者。②运动减弱：较正常运动幅度减弱。③不运动：室壁运动消失。④矛盾运动：收缩期室壁朝外运动。⑤运动增强：室壁运动幅度较正常大。同时采用室壁运动记分法进行半定量分析：运动增强 = 0 分；运动正常 = 1 分；运动减弱 = 2 分；不运动 = 3 分；矛盾运动 = 4 分；室壁瘤 = 5 分。将所有节段的记分相加的总和除以所观察的室壁总数即得“室壁运动指数”(WMI)。凡室壁运动指数为 1 者属正常，室壁运动指数大于 1 者为异常，室壁运动指数≥2 者为显著异常。

另外，可用组织多普勒成像、应变率成像等技术对室壁运动进行定性、定量研究。

（三）超声心动图负荷试验

1. 大剂量多巴酚丁胺负荷超声心动图

负荷超声心动图是一种无创性检测冠心病的诊断方法。其通过最大限度激发心肌需氧增加而诱发心肌缺血，通过实时记录室壁运动情况，评估心肌缺血所致节段性室壁运动异常。由于心肌缺血时室壁运动异常往往遭遇心电图改变和心绞痛发生，从而提高了超声诊断冠心病的敏感性，也增加了其安全性。

多巴酚丁胺具有较强的 β_1 受体兴奋作用，即正性肌力作用。经研究证实，静脉滴注 1~2 min 后开始生效，8~10 min 达高峰，血浆半衰期约 2 min，停药后 5~10 min 作用消失。当应用 20 μg/(kg · min) 以上时，可使心率增快，血压增高，心肌需氧量增加，流向狭窄冠状动脉的血流量减少，使该血管供血的心肌缺血，从而检测出缺血心肌。

多巴酚丁胺剂量及用法：起始浓度为 5 μg/(kg · min)，每 3 min 递增至 10 μg/(kg · min)、20 μg/(kg · min)、30 μg/(kg · min)，最大剂量为 30~50 μg/(kg · min)。经超声心动图各切面观察每一剂量及终止后 5 min 的室壁运动，并记录血压、心率及 12 导联心电图。若出现室壁运动异常可诊断为冠心病。

以往对多巴酚丁胺负荷试验结果的判定多采用目测法计算室壁运动指数为评判标准，带有明显的主观性和经验依赖性，随着超声新技术的开展，在多巴酚丁胺负荷超声心动图基础上结合多种新方法以提高诊断率，主要有：①与声学造影结合。②与应变率成像结合。③与彩色室壁运动（CK）结合，提高了对室壁运动判断的准确性，减少了人为主观因素的影响。

2. 小剂量多巴酚丁胺负荷超声心动图

目前临床检测存活心肌多应用小剂量多巴酚丁胺，静脉注射 2.5~

10 μg/(kg·min)时，可使心肌收缩力增强，心排血量增加，左室充盈压、肺毛细血管楔压和中心静脉压下降，以此可检出存活心肌。起始浓度为2.5 μg/(kg·min)，每次递增 2.5 μg/(kg·min) 至 10 μg/(kg·min) 或 15 μg/(kg·min)，每个剂量维持 5 min。

缺血心肌收缩期后异常收缩常提示该处心肌存活，出现以下改变有利于诊断存活心肌：①收缩活动减弱的节段负荷后较前增强。②无收缩活动的节段负荷后出现收缩变厚，位移增加。③收缩减弱的节段在小剂量时较前改善，但随着剂量增加，出现收缩活动再次减弱。其中，第③改变的特异性最高。

（四）冠状动脉检查

1. 经胸二维超声检查

二维超声心动图可清晰显示左、右冠状动脉的起始部，在心底短轴切面于主动脉根部 3~4 点钟处可见左冠状动脉的开口，在 10~11 点钟处可见右冠状动脉的起源。在胸骨旁主动脉根部短轴切面调整探头方位，可显示左冠状动脉的主干向左走行，分叉处指向肺动脉瓣者为左前降支，其下方为左回旋支（图 2-3）。将探头稍向上翘，于主动脉根部的右上缘 10~11 点钟的部位可见右冠状动脉长轴图像（图 2-4）。在胸骨旁左室长轴切面清楚显示主动脉前壁时，也可见右冠状动脉起源于右冠窦处（图 2-5）。冠状动脉及其分支不在同一水平，难以显示冠状动脉的全貌，通常在一个切面上只能显示一段冠脉。

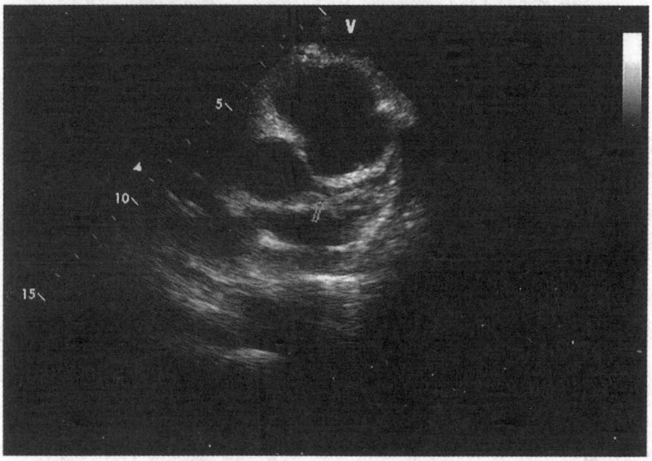

图 2-3　左冠状动脉

心底短轴切面于主动脉根部 3~4 点钟处可见左冠状动脉主干，分叉处指向肺动脉瓣者为左前降支，其下方为左回旋支开口

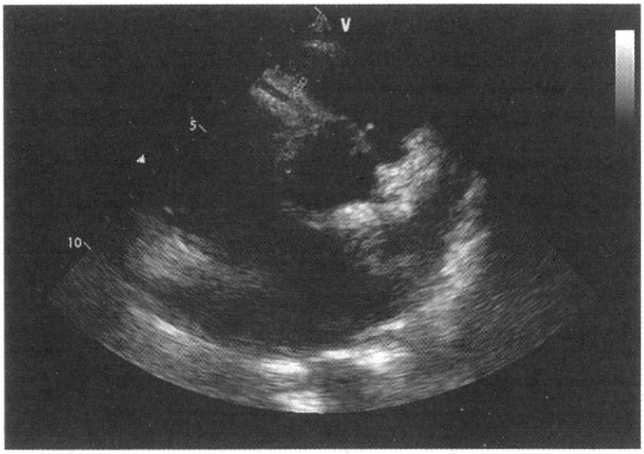

图 2-4　右冠状动脉长轴

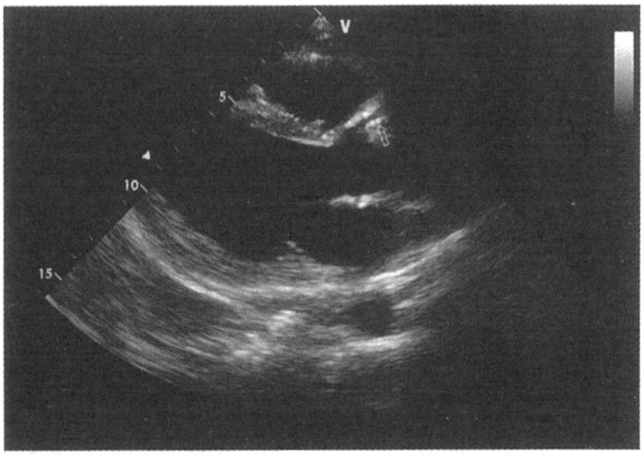

图 2-5　右冠状动脉右冠窦处

2. 彩色多普勒冠状动脉血流显像技术

心底短轴切面可显示指向肺动脉瓣的左前降支近段长轴彩色多普勒血流图（图 2-6）。在心尖三腔切面可显示左前降支末段的彩色多普勒血流图（图 2-7）。在左心二腔切面基础上探头略向下移动，显示左室心尖部，待右室结构正好消失，此时左室下壁与膈肌之间可出现沿后室间沟下行的右冠状动脉后降支的中下段（图 2-8）。在心尖四腔切面略改变探头倾斜角度，于左室的左外侧可显示左旋支的分支——钝缘支的血流（图 2-9）。

在彩色多普勒冠状动脉血流显像引导下采用频谱多普勒可定量分析冠状动脉血流灌注情况，认识冠状动脉血流的生理，了解各种生理和病理因素对冠状动脉血流灌注的影响，评估药物治疗的效果，为诊断和治疗提供可靠的依据。

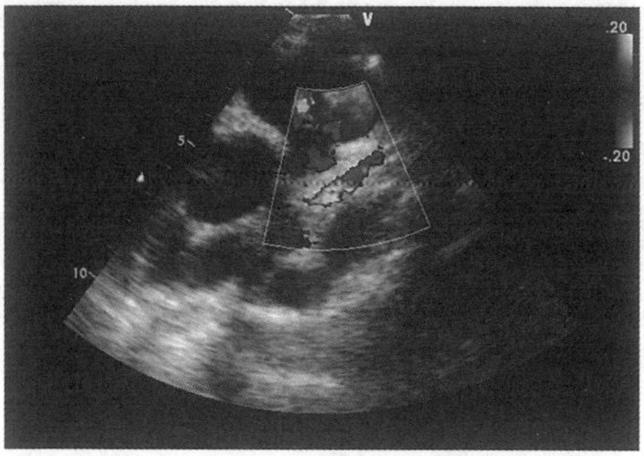

图 2-6　左前降支近段

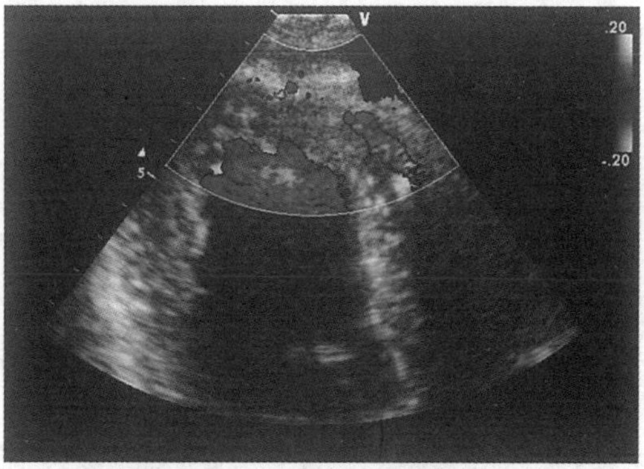

图 2-7　左前降支末段

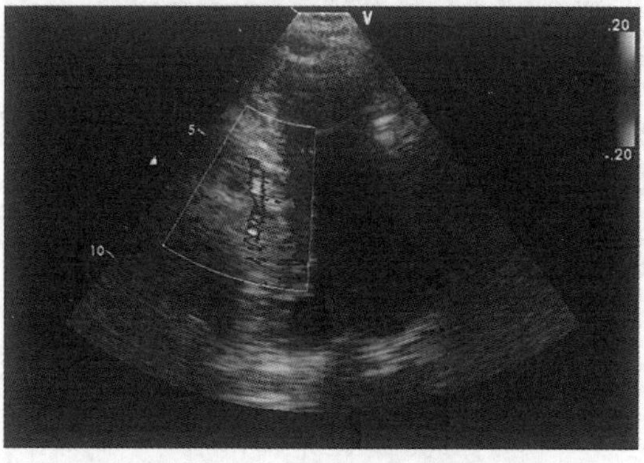

图 2-8　右冠状动脉后降支的中下段

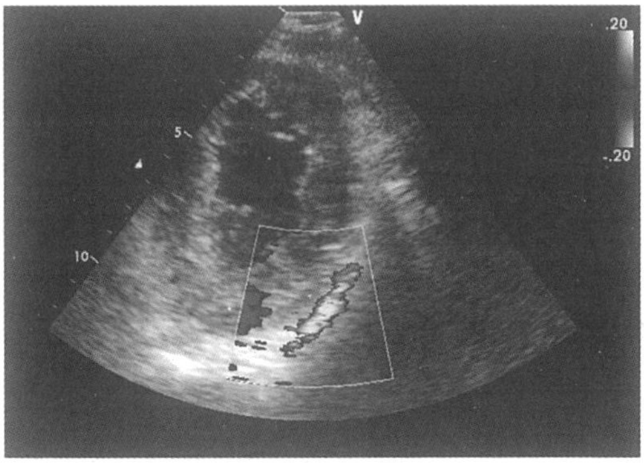

图 2-9　左旋支的分支——钝缘支

二、心肌梗死

（一）超声心动图表现

1. 急性心肌梗死

由于冠状动脉血流中断，引起其供血部位心肌缺血、坏死。超声心动图表现为梗死区域室壁运动明显减弱或消失。心肌梗死早期，坏死节段心肌回声正常或呈较低回声，室壁厚度亦可无明显改变，但收缩期增厚率明显下降（图2-10）。

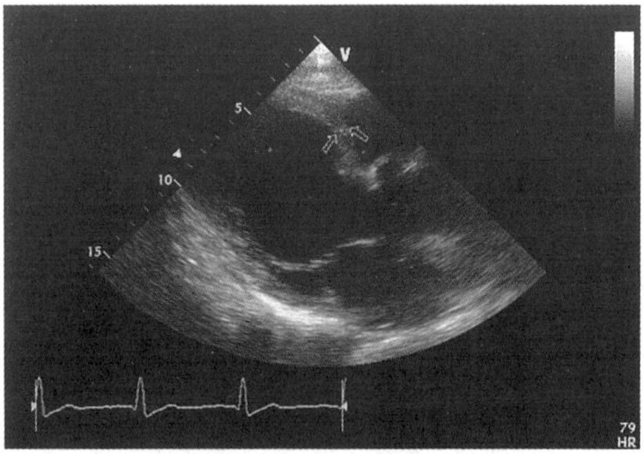

图 2-10　急性心肌梗死

前间隔中段及心尖段回声较低，室壁运动幅度及收缩期增厚率明显下降；早期室壁厚度无明显变化

2. 陈旧性心肌梗死

心肌梗死后，坏死心肌由于纤维化及瘢痕形成，残存心肌肥大等组织学改

变引起相应的声学改变。超声心动图表现为梗死区域结构层次不清，可出现斑点、条索块状强回声，心内膜常明显增强。梗死区域心肌变薄，局部运动减弱或消失，收缩期增厚率明显下降（图 2-11）。

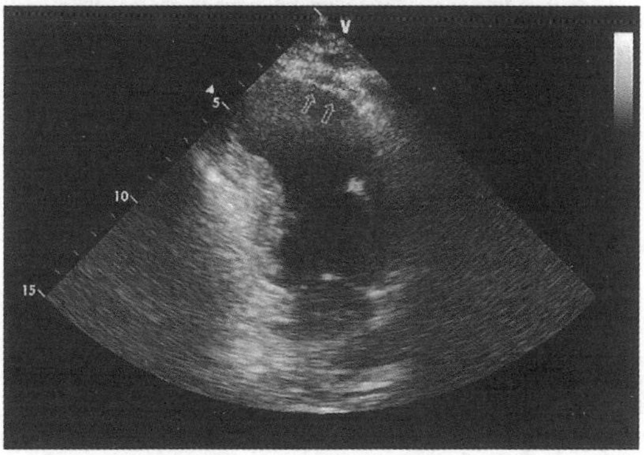

图 2-11　陈旧性心肌梗死

左室前壁心尖段室壁变薄，心肌回声增强，室壁运动幅度及收缩期增厚率明显下降

（二）心肌梗死的并发症

1. 真性室壁瘤

心肌组织消失，瘢痕形成，病变局部扩张，心室舒张期和收缩期均向外膨出变形，即矛盾运动，与正常心肌交界部位可见宽大的“瘤口”，呈瓶颈形态（图 2-12、图 2-13）。室壁瘤处可见到因血流缓慢形成的超声自显影现象，是血栓形成的预兆。

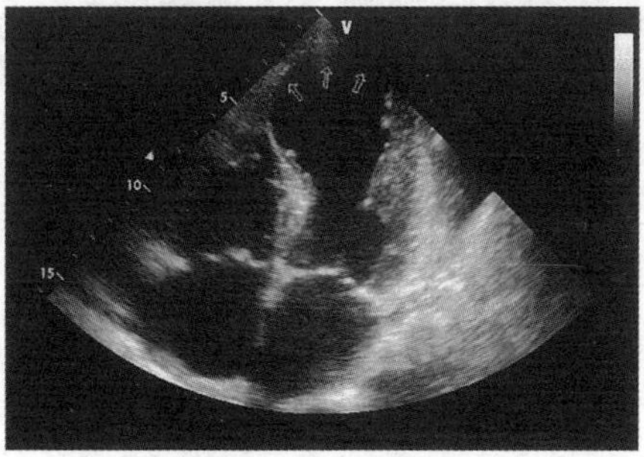

图 2-12　真性室壁瘤

左室心尖部向外膨出变形，呈矛盾运动，与正常心肌交界部位可见宽大的“瘤口”

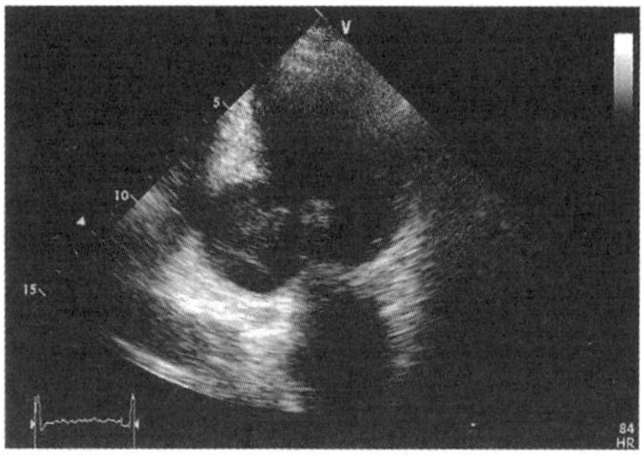

图 2–13　真性室壁瘤

心尖二腔心切面，左室下壁基底部向外膨出变形，呈矛盾运动

2. 假性室壁瘤

假性与真性室壁瘤的本质区别是心脏已破裂，假性室壁瘤处的心肌、心内膜中断，不连续。瘤壁由纤维样心包组织和（或）血凝块构成，没有心肌成分，瘤腔内可有强弱不均的块状或片状回声。瘤体与室腔通过“瘤口”相通（图 2–14）。超声心动图鉴别假性与真性室壁瘤的要点是室壁瘤的颈部宽度，假性室壁瘤的颈部比较窄，而真性室壁瘤的颈较宽。

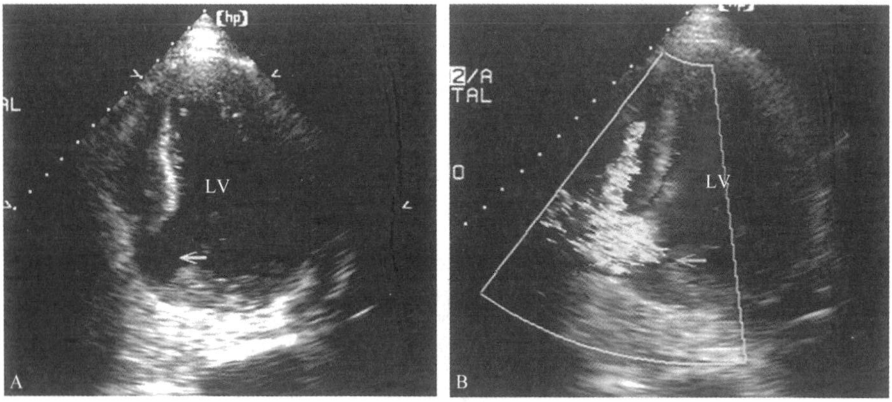

图 2–14　假性室壁瘤

左室侧壁心肌、心内膜中断，其外侧可见瘤体无回声区，瘤腔内可有强弱不均的块状或片状回声，瘤体与室腔通过“瘤口”相通；彩色多普勒可见瘤体与左室腔之间的往返血流束

3. 室间隔穿孔

室间隔穿孔是急性心肌梗死时发生于室间隔的心肌破裂，形成室间隔缺损。二维超声可以直接观察到破裂的室间隔，彩色多普勒可显示室间隔缺损所致的异常左向右分流。室间隔破裂可发生于任何部位，常发生于室间隔近心尖部

(图 2-15、图 2-16)。

4. 乳头肌功能不全

乳头肌增粗或回声不均，收缩减弱或无收缩，导致二尖瓣脱垂或瓣尖下移，造成二尖瓣关闭不全（图 2-17)。乳头肌及相关心脏游离壁的急性缺血甚至可导致乳头肌断裂，断裂常发生在乳头肌的远端，可能累及一个或数个小的乳头肌头部，发生在乳头肌近端的完全断裂非常罕见。

5. 左室附壁血栓

心肌梗死的部位可见异常回声团块，多在心尖部，亦可出现于室壁瘤瘤体部位，回声可强可弱（图 2-18)。

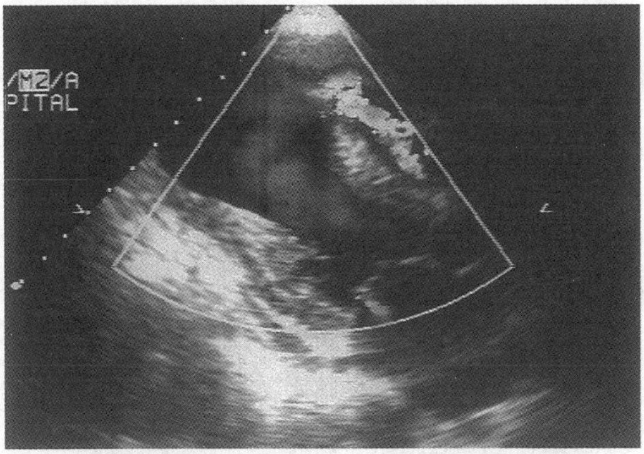

图 2-15　室间隔穿孔（心尖左室长轴）

心尖左室长轴切面，室间隔心尖部回声中断，彩色多普勒可见左向右分流血流信号

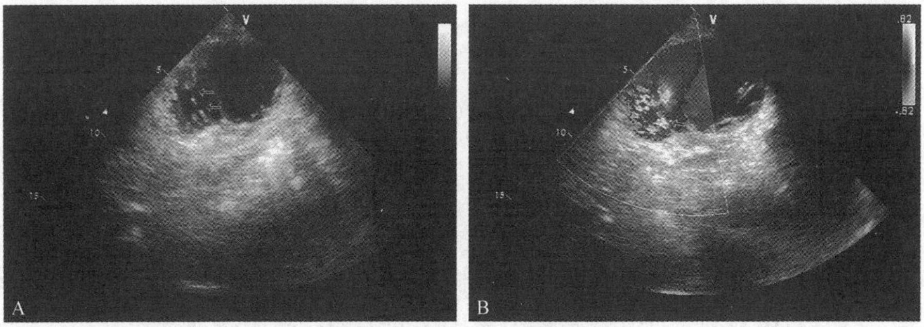

图 2-16　室间隔穿孔（回声及血流）

A. 室间隔基底部回声中断；B. 彩色多普勒可见左向右分流血流信号

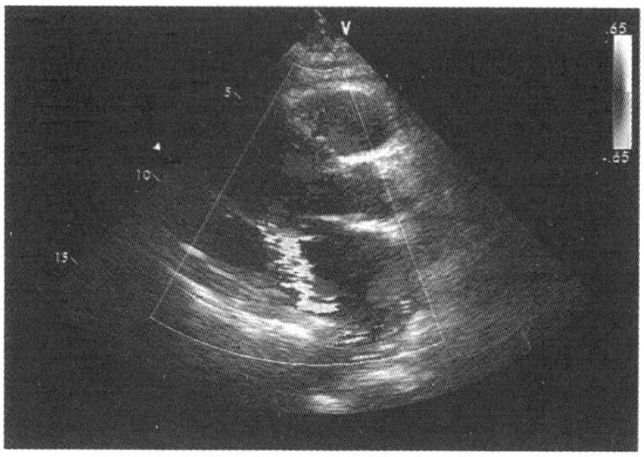

图 2-17　乳头肌功能不全

左室后壁心肌梗死，乳头肌收缩功能减低，导致二尖瓣关闭不全的偏心性反流血流信号

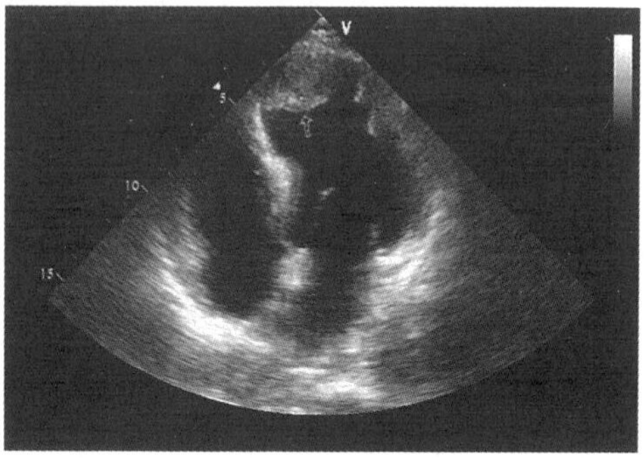

图 2-18　左室附壁血栓

心尖部真性室壁瘤瘤体内可见稍高回声团块

第二节　心脏肿瘤

心脏肿瘤少见，原发性肿瘤更为少见，75%为良性肿瘤，其中最常见的为黏液瘤（约占 50%），其次为横纹肌瘤（约占 20%）。恶性肿瘤约占原发性心脏肿瘤的 25%，其中肉瘤占 20%。

一、心脏黏液瘤

心脏黏液瘤是来源于心内膜下层的原始间质细胞的真性肿瘤，可发生在各房室，以左心房为最多见，常带蒂附着于房间隔卵圆窝附近或房室环。其次发生在右心房，少数发生在左室、右室。黏液瘤多为单发，亦可多发。瘤体为半透明胶冻状，呈分叶状或梨形，表面有大小不等的结节，易脱落致血管内栓塞，肿瘤内部可有散在出血、纤维素变性或钙化。

（一）超声心动图表现

1. 直接征象

（1）二维超声心动图各切面可显示心房或心室内的云团状肿块回声，内部回声强弱不均。

（2）肿瘤形态各异，可呈圆形、椭圆形或不规则形，有包膜者轮廓清晰，边缘规整，无包膜者常呈分叶状或乳头状。

（3）肿瘤常带蒂，其长短、粗细不等，多附着于心脏间隔部位，瘤体活动度较大，在心腔内可随血流冲击进行有规律的往返运动。

2. 各心腔黏液瘤特点

（1）左房黏液瘤：左室长轴切面及四腔切面可显示左房内肿块呈强回声光团，其蒂常附着于房间隔卵圆窝附近。瘤体活动度较大，舒张期随血流进入左室或部分嵌顿于二尖瓣口，瘤体形态可伸展变长，收缩期回到左房，瘤体恢复原态。左房内径增大，二尖瓣瓣膜形态正常（图 2-19）。

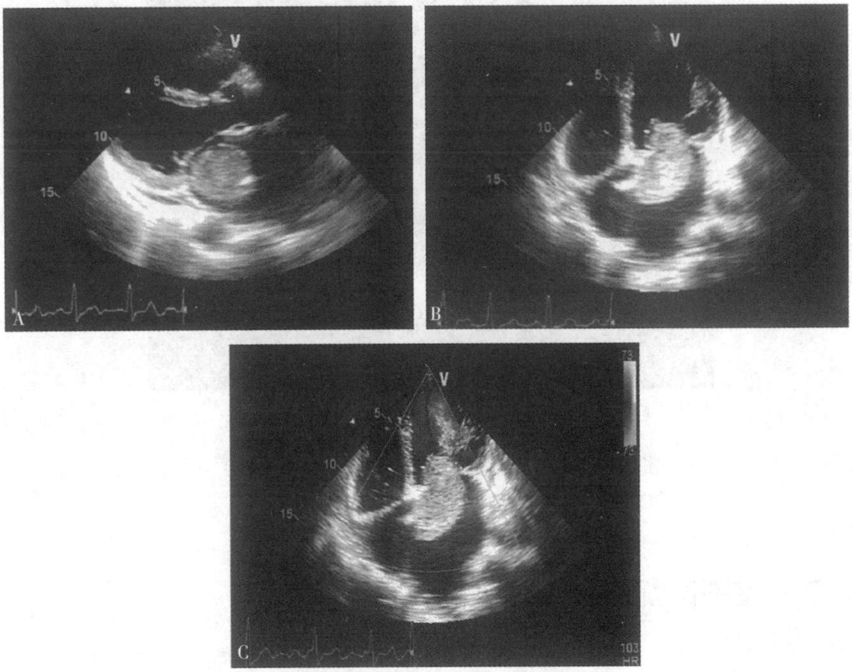

图 2-19　左房黏液瘤

A. 心尖四腔切面，左房内可见一较大椭圆形回声均匀团块；B. 左室长轴切面，左房内可见一较大椭圆形回声均匀团块，该团块于舒张期通过二尖瓣口进入左室，收缩期返回左房；C. 心尖四腔切面彩色多普勒，瘤体与二尖瓣前后叶舒张期出现明亮的红色射流束

M 型超声心动图：二尖瓣活动曲线舒张期前后叶之间可见充填的实质性光点回声，收缩期消失；同时 EF 斜率下降缓慢，但前后叶仍呈镜像运动。

彩色多普勒：舒张期随着瘤体脱入二尖瓣口，血流束从红色宽带血流信号变为较窄的射流束信号，位于瘤体与二尖瓣环之间；脉冲多普勒检测可显示舒张期血流速度加快。收缩期左房内可见沿瘤体与左房壁间的蓝色反流信号及湍流频谱。

（2）右房黏液瘤：右房内径增大，其内可见肿块呈光团回声，其蒂附着于房间隔右房面，舒张期瘤体可进入三尖瓣口或右室内，收缩期回到右房。彩色多普勒显示舒张期三尖瓣口较窄的血流束及收缩期右房内的蓝色返流信号和湍流频谱。

（3）心室黏液瘤：较少见，发生于左室者其蒂多附着于室间隔左室面，亦可附着于心尖部或侧壁，瘤体突向左室腔内。右室黏液瘤的蒂多附着于室间隔右室侧，亦附着于右室外侧壁，瘤体突向右室腔（图 2-20）。心室内黏液瘤活动度较心房者小，收缩期朝向左室或右室流出道方向运动，舒张期回到心室。

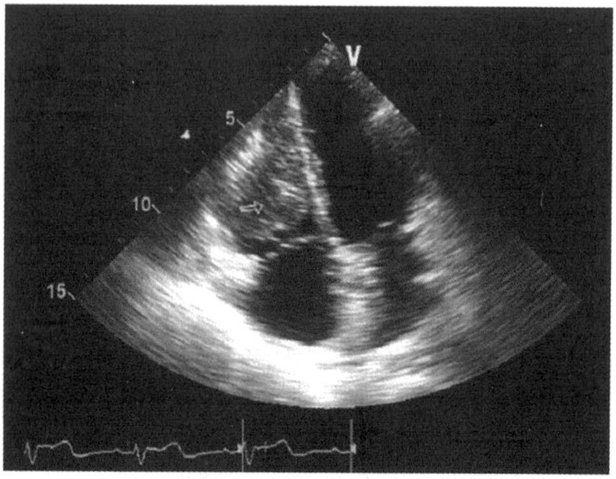

图 2-20　右室黏液瘤

心尖四腔切面，右室内可见一形态不规则、回声不均匀的团块，病理证实为右室黏液瘤

（二）鉴别诊断

1. 心内血栓

心腔内血栓多附着于左心耳、左房后壁、左室心尖部或室壁瘤内，基底宽，附着面广，活动性小，形态固定。黏液瘤多有蒂，活动性大，形态可随血流冲击而改变。

2. 心壁或瓣叶上非肿瘤性赘生物

瓣叶上赘生物通常可随瓣膜活动。慢性炎症病变，呈强回声光团，后方可伴有声影。

3. 乳头状瘤

乳头状瘤常发生于二尖瓣或三尖瓣，与瓣叶的附着面较宽。有时难以与瓣膜上的赘生物、黏液瘤等鉴别。

二、心脏其他原发性肿瘤

（一）乳头状瘤

可发生于任何年龄，但60岁以上者多见。表现为回声均匀的圆形或椭圆形团块，表面呈乳头状，多附着于心内瓣膜上，附着面宽，位于房室瓣上的乳头状瘤于舒张期进入心室内，收缩期则回复至瓣叶的闭合处，诊断时应注意与瓣膜钙化以及发生于瓣叶上的其他肿瘤和赘生物相区别。位于心室的乳头状瘤若有一短小的蒂与室壁或乳头肌相连，则难以与心室黏液瘤区别。

（二）纤维瘤

可发生于任何年龄，但多见于婴儿及儿童。多发生于室间隔或心室壁。纤维瘤多包埋于心肌中，没有包膜，回声反射较心肌为强，部分亦可向心腔内生长（图2-21）。右房及心包腔内可见实质性肿块，手术后病理证实为右房孤立性纤维状肿瘤，应注意与肥厚型心肌病、心室壁肥厚、变异的乳头肌、心内膜纤维化和室壁瘤相鉴别。

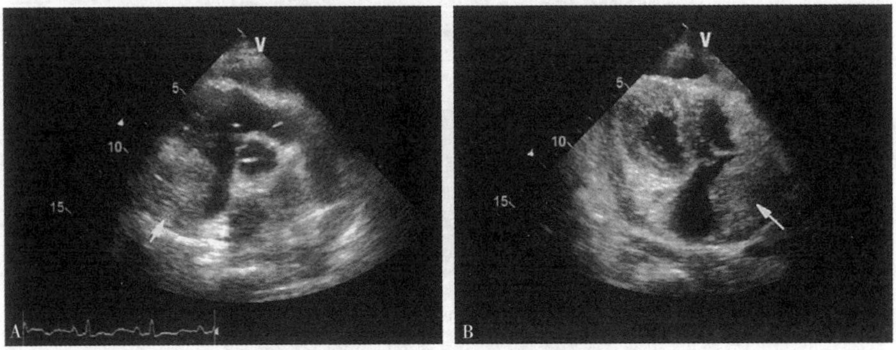

图2-21　心脏纤维瘤

A. 心底短轴切面，右房内见一中等强度、回声欠均匀、形态不规则团块，与心肌分界欠清，无蒂，无活动性；B. 心尖四腔切面，左房旁心包腔内可见一中等强度、回声尚均匀团块

（三）脂肪瘤

多见于心室，单发或多发。表现为心室内回声稍强的圆形或椭圆形团块，与室壁附着面积较大，活动度较小。

（四）心脏横纹肌瘤

心脏横纹肌瘤极为少见，可发生于任何年龄，以婴幼儿多见。横纹肌瘤常见为多发性，亦可单发，多发生于室间隔、心壁内，或压迫周围心肌，或突入心腔内，瘤体大小不等，形态不规则。超声心动图表现：二维超声心动图显示位于心室壁或突入心腔内的肿瘤回声，回声较强、均匀、致密，瘤体附着部位心壁增厚，肿瘤边界较清晰，边缘规则，若向心腔内生长，可使心腔狭小或发生梗阻。

（五）横纹肌肉瘤

为原发于心脏的恶性肿瘤中较常见的一种。自心壁长出，基底较宽，可向内或向外突出。二维超声显示肿瘤内回声不均匀，内部常有出血、坏死，呈无回声或低回声区，表面不平，形态不规则（图 2-22）。

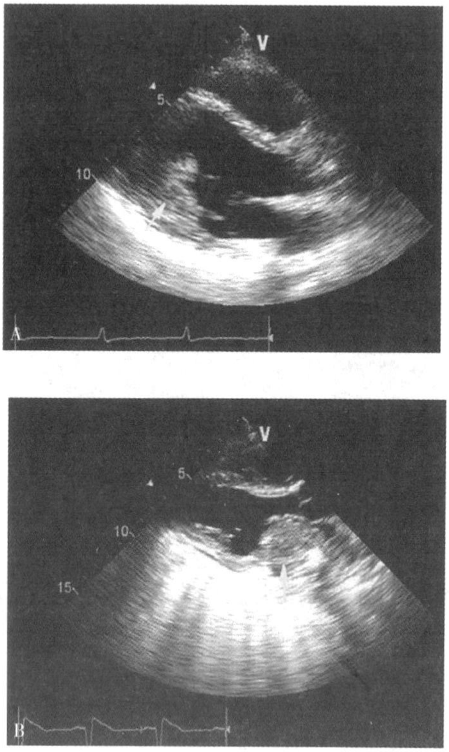

图 2-22　左心肉瘤

A. 左心长轴切面，左室内可见一稍强回声团块，与左室下壁和后壁相连，病理证实为横纹肌肉瘤；B. 左心长轴切面，左房内可见一稍强回声团块，基底部较宽，活动度较小，病理证实为恶性间叶组织肉瘤

三、心脏继发性肿瘤

身体各部位的恶性肿瘤可转移至心脏，常见的有肺癌、纵隔肿瘤、乳腺癌。以侵犯右心较多，尤以心包为转移瘤的好发部位（图 2-23 至图 2-25），伴血性心包积液。转移性肿瘤常呈多发结节状。

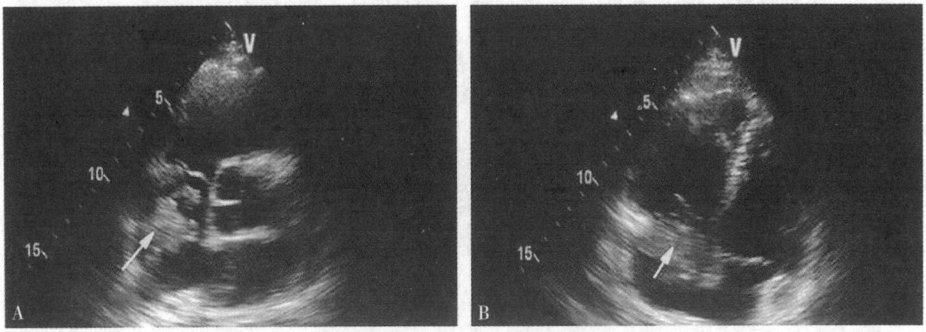

图 2-23　心脏恶性肿块

患者先诊断为右肺腺癌，后发现右房肿块，化疗后肿块消失，考虑转移性心腔内肿瘤。A. 心底短轴切面，右房内可见一形态不规则、回声稍低的团块；B. 心尖四腔切面，右房内可见一团块，呈菜花状

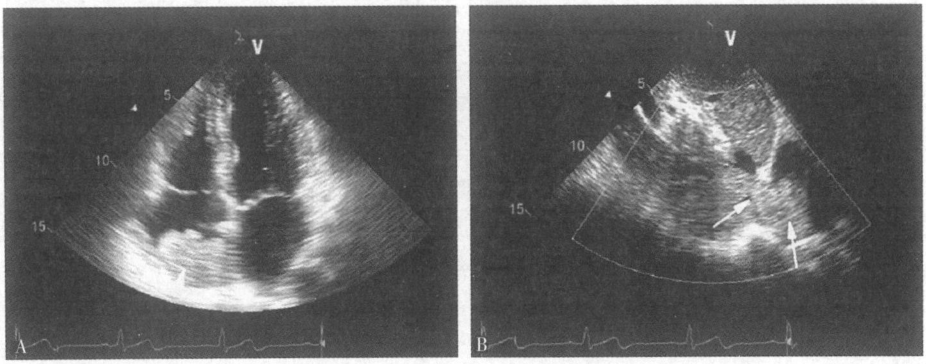

图 2-24　右房内实质性肿块

A. 心尖四腔切面，右房内可见一椭圆形的团块；B. 剑突下右心房断面，下腔静脉内可见占位性病变，堵塞下腔静脉，瘤体伸入右心房；病理证实为肝癌心脏转移

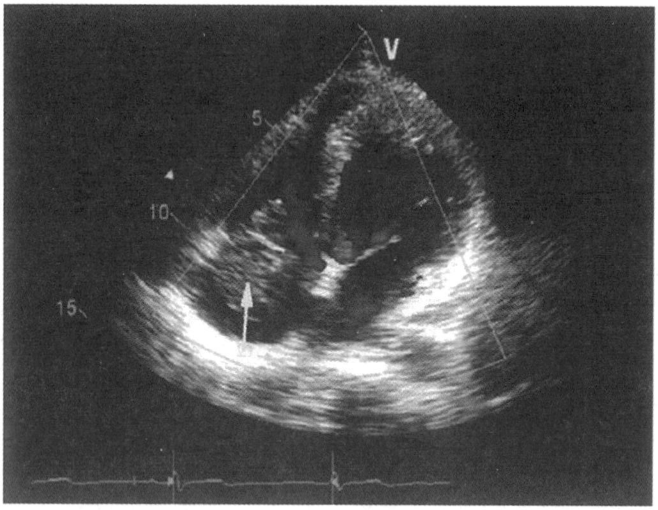

图 2-25　右房实质性肿块

心尖四腔切面，右房可见一团块，边缘不规则，回声中等，基底部较宽，无蒂，活动性差（箭头所示）；病理证实为弥漫性大 B 细胞淋巴瘤

二维超声显示肿块形态不规则，边缘毛糙，与正常心肌分界不清，内部回声不均，呈粗大的光点，或呈低回声区和无回声区出现。累及心包的肿瘤可见突向心包腔的肿块回声，并可显示心包腔内液性暗区。以上这些与常见原发的良性心脏肿瘤的特点有差异（表 2-1）。

表 2-1　心脏良性肿瘤与心脏原发性恶性肿瘤的鉴别

鉴别点	心脏良性肿瘤	心脏原发性恶性肿瘤
部位	多见于左心	多发于右心
形态	形态较规则，边界清晰	形态不规则，边界欠清晰
活动度	活动度大，有变形运动	活动度小，多数较固定
蒂	多数肿块有蒂	少数肿块有蒂
心包	心包回声正常	可侵犯心包，常伴有心包积液

临床意义：超声检查对于心脏肿瘤有很高的诊断价值，可直观显示肿瘤部位、大小、形态、数目与心壁的关系及活动度，反映心腔大小改变及功能状态。超声检查优于其他影像检查方法，已成为心脏肿瘤的首选和最佳诊断方法。

第三节　先天性心脏病

一、分流型先心病

1. 房间隔缺损（ASD）

（1）明确诊断根据：①二维超声心动图（2DE）显示房间隔回声中断，断端清楚。通常大动脉短轴切面、心尖四腔心、胸骨旁四腔心及剑突下双心房切面，均可从不同方向扫查到房间隔。②彩色多普勒血流显像（CDFI）显示明确过隔血流。③PWD 与 CWD 频谱表现为双期连续呈三峰状频谱。④经食管超声心动图（TEE）更清楚地显示小至 2 mm 的 ASD 及很细的分流束，也能清楚显示上、下腔静脉根部缺损（图 2-26）。

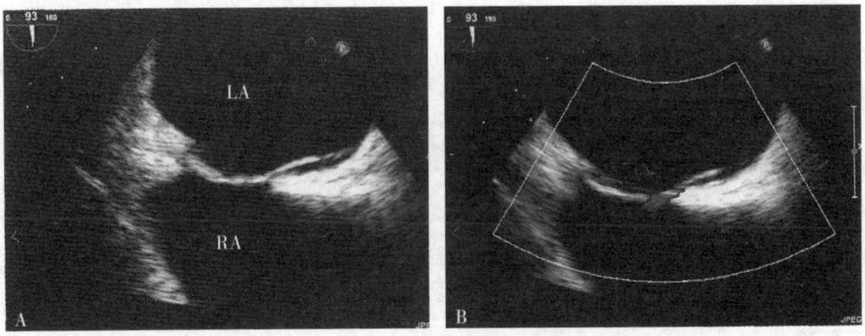

图 2-26　经食管超声心动图

A. 显示房间隔中部卵圆孔未闭的形态；B. 彩色多普勒显示存在左向右微量或少量分流

（2）血流动力学依据：房水平左向右分流，右室前负荷增大，右心扩大。三尖瓣、肺动脉瓣血流量增多，流速增快。ASD 患者通常肺动脉压力不高，三尖瓣反流压差一般正常范围和略高于正常。如果三尖瓣反流压差增高明显，要考虑是否合并其他导致肺动脉高压的原因或者为特发型肺动脉高压。

（3）分型：原发孔型（Ⅰ孔型）ASD 位于十字交叉处；继发孔型（Ⅱ孔型）中，Ⅱ孔型中央型在房间隔卵圆窝周围；Ⅱ孔型上腔型位于上腔静脉根部；Ⅱ孔型下腔型，位置低；Ⅱ孔型混合型则是中央孔部位缺损连续至腔静脉根部。Ⅱ孔型还包括冠状静脉窦型，也称无顶冠状静脉窦综合征，是由于冠状经脉窦顶部缺失，造成血流动力学上的房水平分流。

2. 室间隔缺损（VSD）

（1）明确诊断根据：①2DE 显示室间隔有明确中断。②多普勒检查示有高速喷射性异常血流起自 VSD 处，走向右室。CDFI 显示分界清楚的多彩血流束，连续波多普勒（CW）测定有高速或较高速甚至低速分流频谱。见图 2-27。

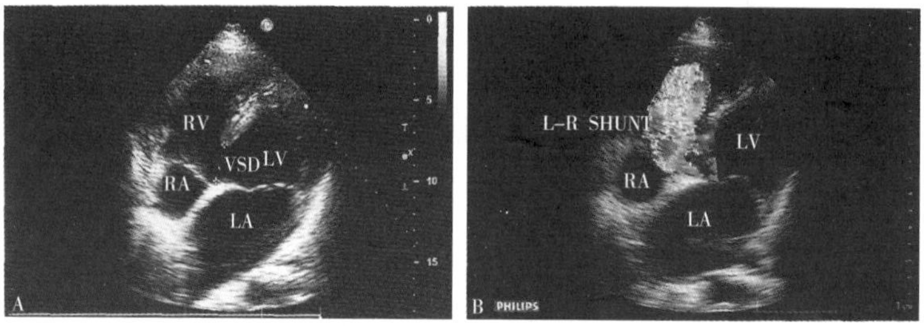

图 2-27　室间隔缺损

A. 二维图像显示膜周部室间隔缺损，断端清晰；B. 彩色多普勒显示室间隔缺损处大量左向右分流，为花彩高速血流

（2）血流动力学依据：室水平左向右分流，肺循环血流量增加，左室前负荷增大，左心扩大。

（3）VSD 分型：根据所在部位分为①漏斗部的分型，包括干下型、嵴内型、嵴上型。②膜周型，包括范围最广，只要缺损一侧为三尖瓣环均称为膜周型，缺损可朝向漏斗间隔（嵴下型），也可朝向流入间隔（隔瓣下型），也可仅仅累及膜部（膜部型）。③低位肌部，称为肌部型。

3. 动脉导管未闭（PDA）

（1）明确诊断根据：①2DE 显示未闭动脉导管：大动脉短轴切面稍上显示主肺动脉及左、右肺动脉分叉。PDA 常位于主动脉弓降部横切面与肺动脉分叉部偏左侧。胸骨上窝切面也可清晰显示 PDA 走行及大小。②CDFI 检查可见双期异常血流束从 PDA 肺动脉端起始，沿主肺动脉外缘走向肺动脉瓣侧。CW 测定有双期连续性频谱。表现为从舒张期早期开始的最高峰后，继以逐渐下滑的梯形，直到第二个心动周期的同一时相又出现最高峰。其流速在无明显肺动脉高压时为 3~4 m/s。见图 2-28。

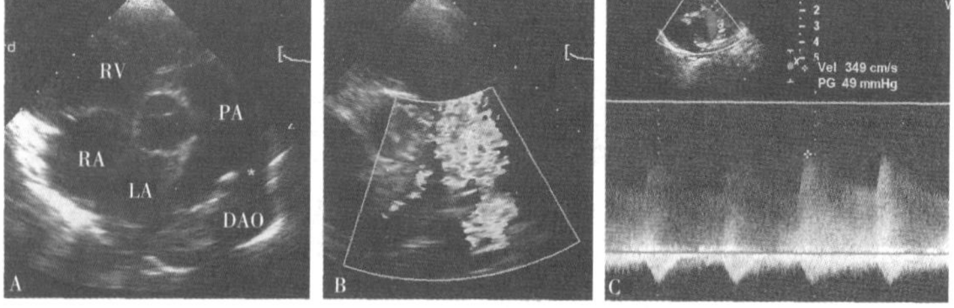

图 2-28　动脉导管未闭

A. 大动脉短轴切面，显示降主动脉（DAO）与肺动脉间存在异常通路（星号处）；B. 彩色多普勒显示自降主动脉至肺动脉的异常血流；C. 连续波多普勒显示动脉水平的连续性分流信号

（2）PDA分型：①管型，2DE显示PDA如小管状，连接主、肺动脉之间。②漏斗型，PDA的主动脉端较大，进入肺动脉的入口小。根据2DE图形可测两个口的大小和长度。③窗型，PDA几乎不能显示，仅见主动脉与肺动脉分叉部血流信号相通。

4. 心内膜垫缺损（ECD）

（1）明确诊断根据：①完全型心内膜垫缺损（CECD）时，2DE四腔心显示十字交叉部位ASD与VSD两者相通。二尖瓣前叶于隔叶形成前、后共瓣回声，横跨房、室间隔，房室瓣口通向两侧心室。追查有无腱索及腱索附着部位，可分型诊断。部分型心内膜垫缺损（PECD）中ASD合并二尖瓣前叶裂时，2DE能显示其裂口，在四腔心切面上可见正常时完整且较长的二尖瓣前叶中部出现中断。左室长轴切面可见二尖瓣前叶突向左室流出道。在左室右房通道时，2DE四腔心显示三尖瓣隔叶附着点间的房室间隔缺损。②CDFI能清楚显示血流量增加。在CECD时，血流在四腔之间通过共瓣交通，当肺动脉高压不严重时，以左向右分流为主。PECD左室右房通道时，在右房内可见起自缺损部的收缩期高速血流束，横穿右房。二尖瓣裂时在裂口处可见朝向左房的反流束（图2-29、图2-30）。

（2）分型：有部分型心内膜垫缺损（PECD）和完全型心内膜垫缺损（CECD）两类。PECD包括Ⅰ孔ASD、ASD合并二尖瓣前叶裂、左室右房通道。完全型即十字交叉部完全未发育形成四个心腔交通，包括共同房室瓣、ASD与VSD相连。CECD又进一步为Resteil A、Resteil B、Resteil C三型。Resteil A型共瓣有腱索附着室间隔顶端，即VSD下缘；Resteil B型共瓣腱索越过室间隔至右室室间隔面；Resteil C型共瓣无腱索附着。

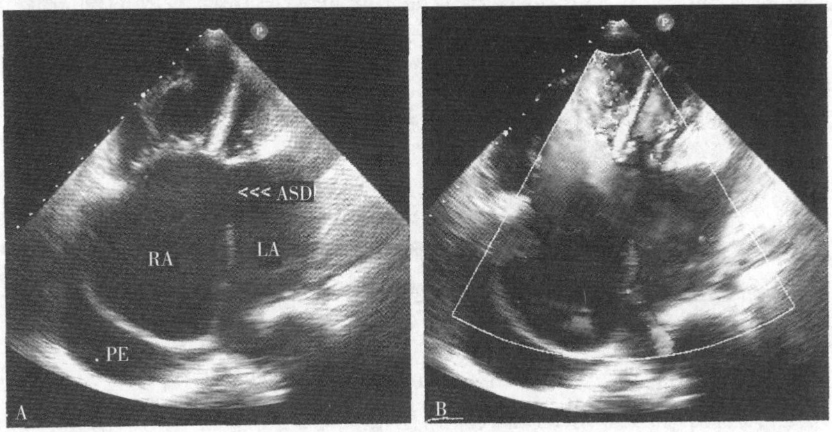

图2-29　部分型心内膜垫缺损心尖四腔心切面

A. 原发孔型房间隔（ASD）缺损；B. 房水平左向右分流；PE：心包积液

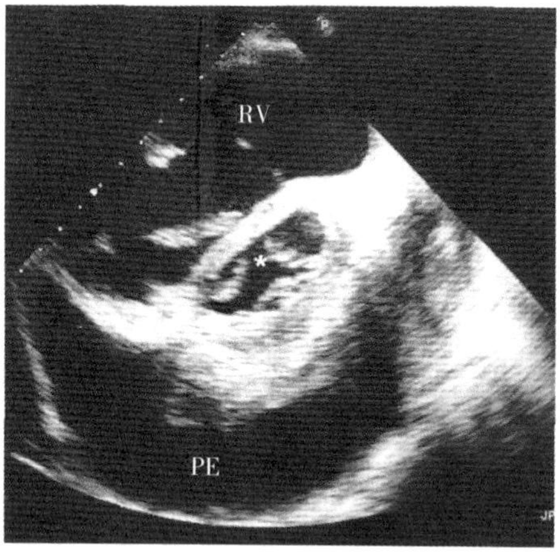

图 2-30　部分型心内膜垫缺损

二尖瓣短轴切面示二尖瓣前叶裂（星号处）；PE：心包积液

二、异常血流通道型先心病

1. 主动脉窦瘤破裂（RAVA）

（1）明确诊断根据：①2DE 显示主动脉根部瓣环以上窦壁变薄，局限性向外突出，可能突入相邻的任一心腔。瘤壁最突出部位可见小破口。②CDFI 在与 2DE 显示瘤壁之同一切面上可见异常血流色彩充满窦瘤并流入破裂的心腔，为双期连续型的高速血流。CW 频谱可证实血流速度在 3~4 m/s，舒张期更清楚。如窦瘤破入右房或左房，则呈射流。CDFI 表现为细束样从破口处穿过心房腔，直达心房外侧壁。③RAVA 常合并窦部下室间隔沿瓣环形成的新月形 VSD。2DE 观察时需仔细寻查瓣环与室间隔间之延续性。CDFI 可增加发现合并有 VSD 的敏感度，它表现为细小但流速仍较高的单纯收缩期血流。

（2）血流动力学诊断依据：多数窦瘤破入右心系统，属左向右分流类心脏病。有明显的左心容量负荷增加表现。

（3）分型：主动脉有 3 个窦即左、右及无冠状动脉窦。3 个窦均可能发生窦瘤，其破入不同。最常见的是右窦瘤破入右室流出道、右室流入道或右心房；其次是无冠状动脉窦破入右室流入道或右房。

2. 冠状动脉瘘（CAF）

（1）明确诊断根据：①2DE 显示右或左主冠状动脉显著增宽，容易辨认，可沿其走行追查，常见扩张的冠状动脉在很长的一段途径中显示清楚，但难以追查到瘘口处。瘘多埋藏在心肌组织中，受 2DE 分辨力所限，显示不清。较少情况可见瘘口边缘，则有利于诊断。②CDFI 的应用显著提高本病超声确诊率。

在扩张的冠状动脉内，血流显色及亮度增加，舒张期更清楚。沿其走行可追查到瘘口。从瘘口处射出的血流时相，因其所在心腔不同，在右房者呈双期连续，在右室者亦为双期但收缩期较弱，如瘘口在左室，则分流仅出现于舒张期。CW检查血流速度亦较高，为3~4 m/s。

（2）血流动力学诊断依据：分流部位随冠状动脉瘘口位置而定，漏到右房则为左室向右房分流，右心容量负荷增加。瘘口在左心，则在左室和主动脉间有附加循环，左室增大及搏动更明显。

3. 肺静脉异常回流（APVC）

APVC 有完全型（TAPVC）及部分型（PAPVC）肺静脉异常回流。以下介绍完全型肺静脉异常回流的诊断。

（1）明确诊断根据：①2DE 的四腔心切面，在左房后上方显示一个斜行的较粗的管腔，为共同肺静脉干（CPV），是 TAPVC 的重要诊断根据，正常的肺静脉回声已不存在。如为心内型 TAPVC，可见 CPV 与右房直接相通或向后倾探头，可见 CPV 汇入冠状静脉窦。如为心上型，需沿 CPV 向上方扫查垂直静脉（VV），但难以成功。如为心下型 TAPVC，也可能汇入门脉，能显示门脉或肝静脉扩张、下腔静脉扩张等。四腔心切面可同时显示必有的 ASD。②CDFI可以显示异常血流途径，从 CPV 进入 VV，再入左无名静脉，然后汇入上腔静脉。VV 内血流为向上行与永存左上腔静脉向下行的血流方向正相反。PW 分析与正常静脉血流类似。③CDFI 可证实大量的房水平右向左分流。

（2）血流动力学诊断依据：由于肺静脉血未回流入左房而进入右房，左心前负荷减小，右心前负荷增大。左心依赖房或室水平分流提供的血液输入体循环，故患者均存在缺氧。

（3）分型：①心上型，血流通过上腔静脉进入右房。②心内型，血流经冠状静脉窦或直接引入右房。③心下型，血流经下腔静脉入右房。各型 TAPVR 均有 ASD，右房混合血经 ASD 引入左房供应体循环。

4. 永存共同动脉干（TA）

TA 系指单一的动脉干发自心室并由它分出冠状动脉、体循环动脉及肺动脉。

（1）明确诊断根据：①2DE 显示单一的动脉干，类似主动脉位置但明显增宽且靠前。无右室流出道及肺动脉瓣回声。根据肺动脉发出的起点及型式，TA 分三型：Ⅰ型的主肺动脉发自 TA 的根部，2DE 显示 TA 成分叉状；Ⅱ型，左、右肺动脉分别起自 TA 较高部位，需要仔细扫查；Ⅲ型的 2DE 图像不易显示，因其供应肺循环的血管可能为支气管动脉或其他较小的动脉。②2DE 的第二个特点是明确的 VSD，在 TA 的下方，两者形成骑跨关系。③CDFI显示双室血流共同汇入增宽的动脉干内。血流动力学为左向右分流特点，二尖瓣血流量增加（图 2-31）。

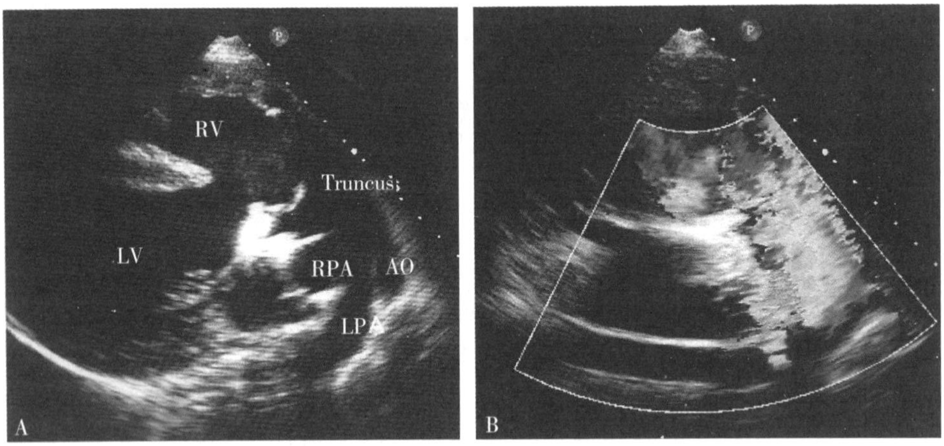

图 2-31 永存共同动脉干（Ⅰ型）

A. 显示室间隔缺损，共同动脉干远端分出主动脉和左、右肺动脉；B. 彩色多普勒，远场可见胸主动脉回声。Truncus：共同动脉干；LPA：左肺动脉；RPA：右肺动脉

（2）血流动力学诊断依据：两根动脉均接收双心室血流，左房、左室扩大，右室亦增大，均合并肺动脉高压，肺血管病变程度严重。

三、瓣膜异常血流受阻为主的先天性心脏病

1. 左侧三房心

三房心常见类型为左房内隔膜，称左侧三房心。声像图表现如图 2-32 所示。

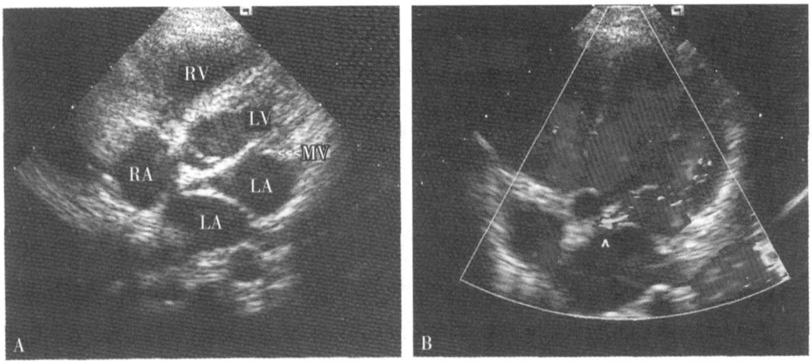

图 2-32 左侧三房心

A. 左侧胸骨旁四腔心切面示左房内隔膜样回声将左房分为副房和真房；B. 彩色多普勒；∧为血流由此从副房进入真房

（1）明确诊断根据：①2DE 四腔心切面显示左房内有异常隔膜回声，将左房分为上下两腔（副房与真房）。上部接受肺静脉血通过隔膜孔入下部，下部通向二尖瓣口。隔膜位于左心耳及卵圆窝后上方，可与二尖瓣上隔膜鉴别。可能伴有 ASD 但不是必有的并发症。②CDFI显示副房内血流受阻，显色较暗。隔膜孔常较小，血流通过时形成高速湍流。

（2）血流动力学诊断依据：由于隔膜构成对左房血流之阻力，副房增大明显，左室血流量相对低，形成二尖瓣狭窄时的“房大室小”的状态。

2. 三尖瓣下移畸形（Ebstein 畸形）

病理改变不尽相同。瓣环与三个瓣叶同时下移者少见，多见隔叶和（或）后叶下移，前叶延长，也有时隔叶或后叶全或部分阙如者。声像图表现如图 2-33 所示。

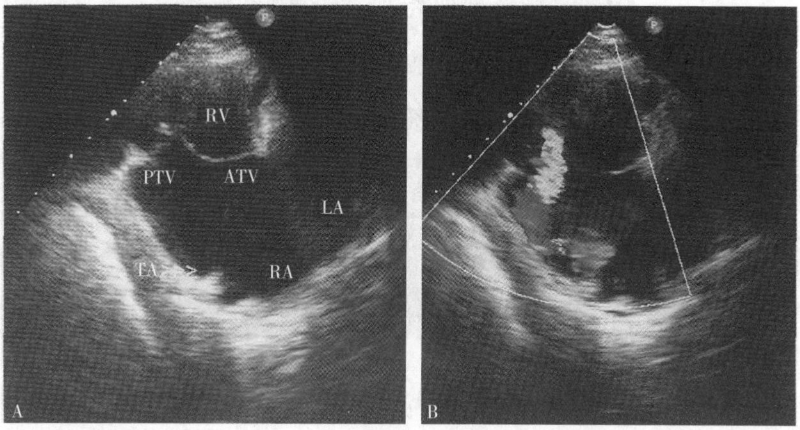

图 2-33　三尖瓣下移畸形

A. 三尖瓣后叶附着点离开三尖瓣环向下移位；B. 三尖瓣反流；此患者同时合并存在房间隔缺损；ATV：三尖瓣前叶；PTV：三尖瓣后叶；TA：三尖瓣环

（1）明确诊断根据：①2DE 四腔心切面显示三尖瓣隔叶下移，与室间隔左侧二尖瓣的附着点距离加大，相差 1 cm 以上。右室流入道长轴切面上，可见后叶下移，明显靠近尖部，低于三尖瓣及三尖瓣前叶附着点。有时不能扫查到隔叶或后叶回声。有时下移瓣叶斜行附着室壁，可能一端下移轻，而另一端严重下移。②CDFI 常呈现右室腔及右房腔的特殊伴长的三尖瓣反流束，起自明显近心尖，有的甚至已到流出道的三尖瓣口，反流通过房化右室部分到真正的房腔内。

（2）血流动力学诊断依据：三尖瓣关闭不全，整个右房腔（包括房化右室部分）明显增大。不下移的三尖瓣前叶活动幅度也明显增大，形成房化右室，部分室间隔活动异常。

3. 三尖瓣闭锁（TVA）

三尖瓣闭锁时可合并大动脉转位，右室流出道狭窄或闭锁。根据其并发症程度详细分型。

（1）明确诊断根据：①2DE 最佳选择切面为四腔心，三尖瓣回声波——无孔的薄隔膜或较厚的肌纤维性的致密回声带取代（图 2-34）。同时有较大的 ASD 和 VSD 并存。②C-UCG 检查时可见对比剂回声出现于右房后全部通过 ASD 进入左房，通过二尖瓣入左室；有一部分通过室缺进入右室。

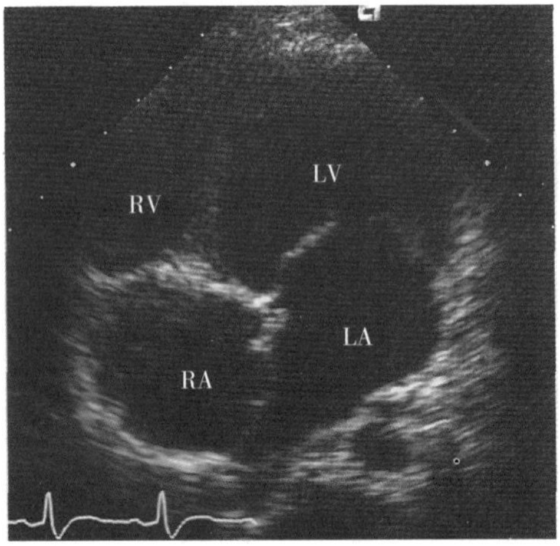

图 2-34　三尖瓣闭锁

心尖四腔心切面显示右房与右室间无连接关系（无瓣膜回声），右室缩小

（2）血流动力学诊断依据：右房、室间无血流通过，右室依赖室水平分流提供血压，故右室发育差，肺动脉和瓣往往存在狭窄或闭锁，统称为右心系统发育不良综合征。

4. 肺动脉瓣及瓣上狭窄

先天性肺动脉瓣狭窄常为瓣上粘连，开放时呈“圆顶”样，顶端有小口可使血流通过。肺动脉可见狭窄后扩张，大动脉短轴和右室流出道长轴切面可证实这种特征。瓣上狭窄如为隔膜型在 2DE 所显示瓣口上方，从两侧壁均可见隔膜回声，其中央回声脱失处为孔。管型瓣上狭窄时，在肺动脉瓣上的主肺动脉腔突然变细如管状，其后的肺动脉径又恢复正常。CDFI 检查，有起自狭窄口的多彩血流束显示，CW 证实其为高速血流。见图 2-35。

5. 右室流出道狭窄与右室双腔心

有高、中、低右室流出道狭窄，右室双腔心的狭窄处在右室体部。2DE 的左室长轴切面、右室流出道长轴切面及肋下区右室流入道至流出道到肺动脉切面，均可显示上述特征。各处狭窄多为肌性，少数为隔膜样。前者在 2DE 上呈现粗大肌性回声突向右室或右室流出道腔内；后者多见于瓣下区，为隔膜样回声从壁发出，中间孔径较小阻滞血流。CDFI 和 CW 可见发自狭窄水平高速血流。右室双腔心的异常血流束起自右室流出道下方，相当于右室调节束水平。狭窄前部右室壁明显增厚（图 2-36）。

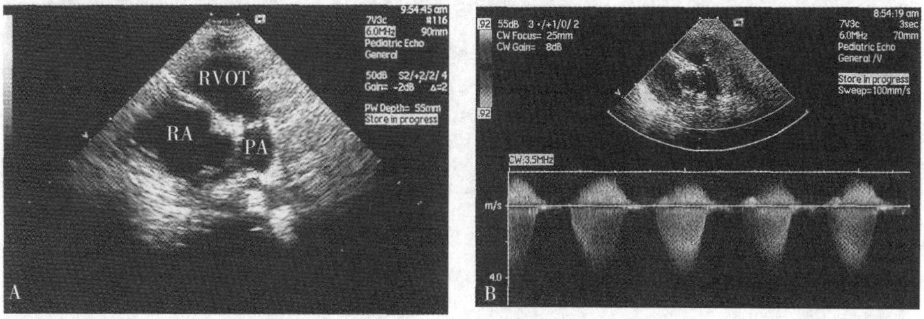

图 2-35 肺动脉瓣狭窄

A. 大动脉短轴切面，示肺动脉瓣增厚、回声增强；B. 为连续波多普勒，示跨肺动脉瓣高速血流信号

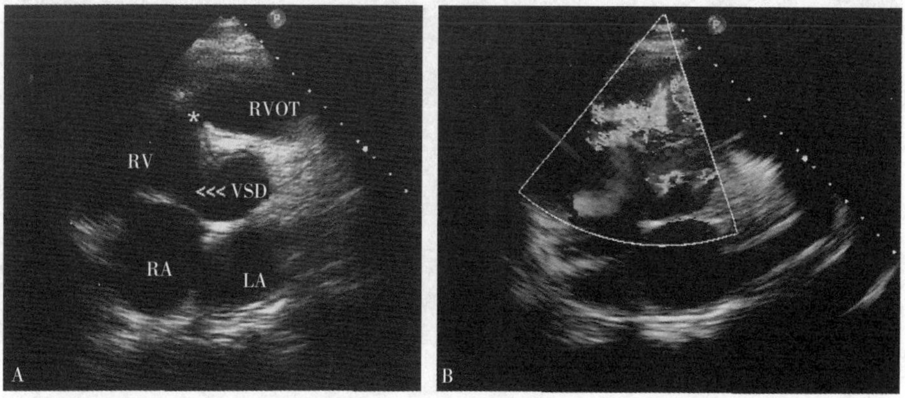

图 2-36 右室双腔心

A. 类似胸骨旁四腔心，显示室间隔缺损下方的右室内粗大肌束（星号处）；B. 彩色多普勒，显示血流通过此处时加速

6. 主动脉瓣及瓣上、瓣下狭窄

先天性主动脉瓣狭窄常由二瓣化引起。2DE 大动脉短轴可见主动脉瓣仅有两叶，关闭呈一字形，失去正常“Y”字形。也有的为三瓣叶的交界粘连。瓣上狭窄时，在主动脉瓣以上，见有狭窄段或隔膜回声。瓣下狭窄时常见主动脉瓣下隔膜，在左室长轴切面上，可见室间隔及二尖瓣前叶各有隔膜样回声突入

左室流出道。CDFI 在狭窄水平出现湍流的多彩血流信号，CW 可证实其为高速血流。瓣上狭窄常见于威廉姆斯（Williams）综合征，以瓣上环形狭窄为主，血流动力学与主动脉瓣狭窄类似（图 2-37、图 2-38）。

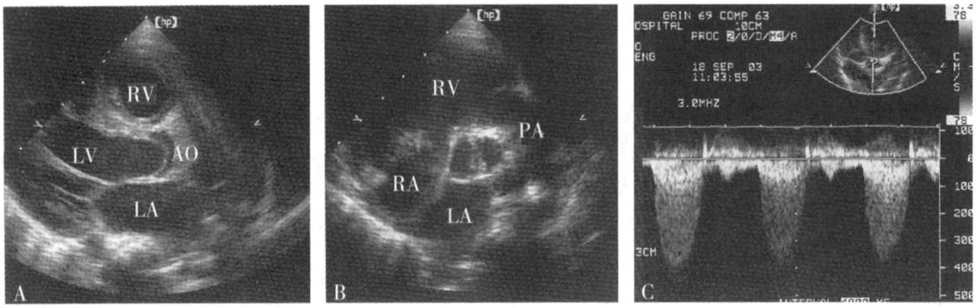

图 2-37　先天性主动脉瓣狭窄

A. 胸骨旁左室长轴切面，显示主动脉瓣开放时呈穹隆状；B. 胸骨旁大动脉短轴切面，显示主动脉瓣呈二瓣化；C. 连续波多普勒，显示跨主动脉瓣的高速血流信号

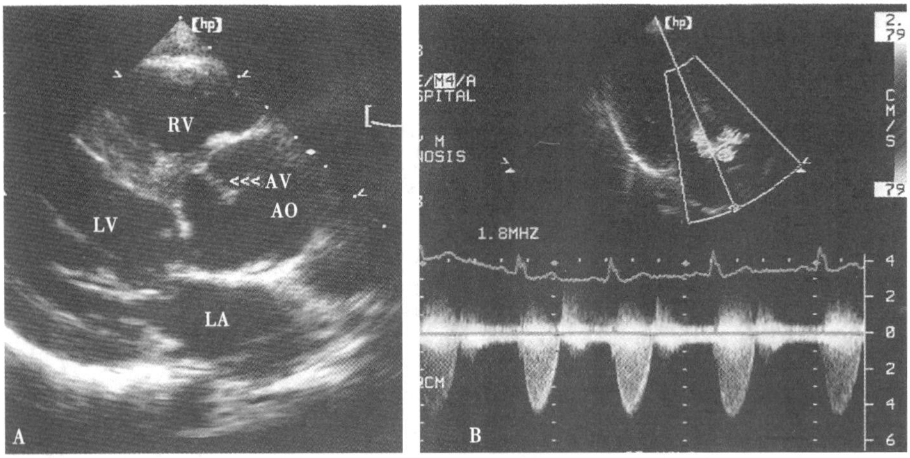

图 2-38　主动脉瓣下狭窄

A. 胸骨旁左室长轴切面，示主动脉瓣下隔膜；B. 连续波多普勒，示跨主动脉瓣下隔膜处的高速血流信号

四、综合复杂畸形

涉及大动脉、心室及瓣膜等心脏多种结构的病变。

1. 单心室（SV）

（1）分型诊断：一般分为左室型单心室、右室型单心室和共同心室。可能合并左位型或右位型大动脉转位，也可能仍保持正常动脉关系。

（2）明确诊断根据：①2DE 心尖四腔心切面无正常室间隔回声，显示一个大心腔接受两个心房供血，此即为 SV 的主腔。左室型 SV 可有小流出腔在主腔的前或后方。②2DE 左室长轴及大动脉短轴可判断 SV 是否合并大动脉转位。③CDFI 显示主腔血流通过球室孔进入流出腔，再通向主动脉。④2DE 及 CDFI 可明确房室瓣异常情况，鉴别是一组房室瓣供血（二尖瓣或三尖瓣）；另一组房室瓣闭锁或为共同房室瓣。

（3）血流动力学诊断依据：房室水平血压完全混合。体循环血压为混合血，患者均存在不同程度缺氧。如果没有肺动脉瓣狭窄同时存在，肺循环则承受与体循环相同压力的血流量，早期便出现肺动脉高压，肺血管病变进行性较重，很快便成为不可逆改变。

2. 法洛四联症（TOF）

（1）明确诊断根据：①2DE 左室长轴切面能全部显示 TOF 的四个特征，包括主动脉位置前移，与室间隔延续性中断，主动脉骑跨于室间隔上；嵴下型或干下型室间隔缺损；右室流出道狭窄；右室肥厚。与右室双出口鉴别时，可见主动脉瓣与二尖瓣前叶仍有纤维延续性。②2DE 大动脉短轴切面及右室流出道包括主肺动脉及左右肺动脉的长轴切面，可分段确定其狭窄部位及腔径测值，明确其发育情况，判断手术治疗可行性。③CDFI 显示主动脉下 VSD 有双向分流。收缩期双室血流均进入主动脉，少量右室血流进入肺动脉。肺动脉瓣狭窄的高速血流，可用 CW 定量测定，其流速可达 4 m/s 以上。

（2）血流动力学诊断依据：由于肺动脉瓣、瓣下狭窄，右室后负荷增大，右室壁增厚，右室扩大。TOF 时右向左分流为主，右室壁搏动强心泵功能呈右室优势型，为确定手术适应证，须定量测定左室壁厚度、腔大小及左室泵功能。

3. 完全型大动脉转位（D-TGA）

D-TGA 的主要病理特征是主动脉向前移位并与右心室相通；肺动脉则与左室相通。D-TGA 需要有心内或大动脉间血流分流才能维持生命，最常并存的分流是 VSD 的室水平分流。

明确诊断根据：①2DE 大动脉短轴表现主动脉位置前移与肺动脉同时显示两个动脉横断面。两者呈右前、左后排列，少见有前、后排列或左前、右后排列。左室长轴或五腔心切面显示肺动脉出自左室，肺动脉瓣与二尖瓣有纤维延续性。主动脉出自右室，主动脉下圆锥与房室瓣远离。②2DE 左室长轴或四腔心切面显示干下型或膜周部 VSD，也可能显示 ASD。③C-UCG 法时经静脉注射对比剂，在右房、左室显示回声后迅速进入左房或左室。④D-TGA 常伴有肺动脉瓣或肺动脉狭窄。

4. 功能校正型大动脉转位（CTGA）

大动脉转位规律同 D-TGA。本病主要特点是心室转位，虽然主动脉出自解剖右室但接受左房血，而肺动脉出自左室却接受右房血。结果保持正常体肺循环通路，故称功能校正型大动脉转位。

明确诊断根据：①大动脉转位，心尖五腔心切面可显示主动脉出自解剖右室；肺动脉出自解剖左室。大动脉短轴切面显示主动脉位置前移一般位于肺动脉左前方。肺动脉可能正常或有狭窄。②心室转位称心室左襻，即右室转向左前方。2DE 可鉴别解剖右室与左室。前者与三尖瓣共存，且室内肌小梁丰富而粗大，有多条肌束。左室与二尖瓣结合、左室内膜光滑，回声呈细线状，显示整齐清晰。三尖瓣特点是可找到 3 个瓣叶，四腔心切面可见隔叶起点比二尖瓣前叶起点低 5~10 mm。③2DE 可显示其常见并发症 VSD、ASD、PDA 等。

5. 右室双出口（DORV）

为不完全型大动脉转位，两个动脉同时出自右室，是介于 TOF 与 D-TGA 之间的动脉位置异常。两个动脉间的位置关系变化较多，关系正常时类似 TOF，区别是主动脉骑跨超过 50%，有的甚至完全起自右室。关系异常时类似于 D-TGA，只是肺动脉大部分起自右室。肺动脉骑跨于室间隔缺损之上者又称 Tossing's 病。DORV 均有 VSD 并存，VSD 位置可以多变，如主动脉瓣下、肺动脉瓣下、远离两大动脉等。

（1）明确诊断根据：①2DE 显示两大动脉并列有前移，均起自右室，或一支完全起自右室，另一支大部分起自右室。大动脉关系可正常或异常。大动脉短轴表现两个动脉横断面同时显示在图的前方。心尖四腔心切面可显示两大动脉根部位置及与心室的连接关系。②左室长轴或心尖四腔心切面证实有并存的 VSD。③DORV 时左心室的唯一出口是 VSD，也是肺循环血流的出口。CDFI 表现为显著的左向右分流，在 VSD 处显示明亮的过隔血流信号。

（2）血流动力学辅助诊断依据：DORV 心室水平双向分流，但两大动脉均起自右室，右室血流量明显增加，右室增大显著，右室壁增厚。如果不存在肺动脉瓣、瓣下狭窄，早期即可出现肺动脉高压，并进行性加重。

6. 心脏位置异常分类及符号

由于胚胎发育过程中，心脏是由原始心血管扭曲及部分膨大形成，故发育异常时，心脏位置及心腔相互间位置关系可能异常。

（1）整体心脏异位：包括胸腔外颈部心脏、腹腔心脏及胸腔内右位心等。

（2）正常心脏为左位心，用“L”表示，心脏随内脏转位至右侧胸腔称右位心，用“R”表示。内脏不转位单纯心脏旋至右胸称单发右位心或右旋心，用“R”表示。内脏已转位，但心脏保留在左胸时称单发左位心或左旋心，用

“L”表示。

（3）心脏所属心房、心室、大动脉间的位置关系亦可能有多种变化

①心房位置：心房正位（S）、心房反位（I）。正位即指右心房位于右侧，左心房位于左侧。反位即表示心房位置与正位相反。

②心室位置：心室右襻（D）、心室左襻（L）。正常左位心，右室在心脏右前方位置称右襻。心室左襻为右位心时右心室位于左前方。

③大动脉位置：正常（S）、右转位（R）、左转位（L）。

第三章
胃肠超声诊断

第一节　胃癌

胃癌是发生于胃黏膜的恶性肿瘤，是最常见的恶性肿瘤之一，占我国消化道肿瘤的第 1 位，发病年龄多为 40~60 岁，男女比约为 3 ∶ 1。

胃癌可以发生于胃的任何部位，最常见于胃窦，其余依次为胃小弯、贲门区、胃底及胃体；以腺癌和黏液癌最多见。胃癌的病理变化分为早期胃癌和进展期胃癌两大类。局限于黏膜层的胃癌称为原位癌，浸润深度未超过黏膜下层的称为早期胃癌，超过黏膜下层的称为进展期胃癌，也称中晚期胃癌。

早期胃癌常无明显症状，随着病情进展，逐渐出现胃区不适、疼痛、呕吐、消化道出血等，晚期胃癌可引起腹腔积液、恶病质。进展期胃癌易侵及周围脏器和转移到附近淋巴结。

一、超声表现

（一）二维灰阶超声

早期胃癌胃壁局部增厚常>1. 0 cm，肿瘤位于胃壁的第 1 至第 2 层内，超声检查显示困难。

我国胃癌研究协作组早在 1981 年就在 Borrmann 胃癌分型的基础上提出了 6 种胃癌分型，有许多特点，超声依据其分型的特点进行诊断，较其他方法准确。

1. 结节蕈伞型（Borrmann Ⅰ）

肿瘤向腔内生长，呈结节状或不规则蕈伞状，无明显溃疡凹陷。表面粗糙如菜花样、桑葚状，其基底较宽。

2. 局限增厚型（盘状蕈伞型）

肿瘤所在处胃壁增厚，范围局限，与正常胃壁分界清楚。

3. 局限溃疡型（Borrmann Ⅱ）

肿瘤呈低回声，中央凹陷呈火山口状，溃疡底一般不平，边缘隆起与正常胃壁分界清楚。

4. 浸润溃疡型（Borrmann Ⅲ）

溃疡凹陷明显，溃疡周围的胃壁不规则增厚区较大，与正常胃壁分界欠清楚。

5. 局限浸润型

壁局部区域受侵，全周增厚伴腔狭窄，但内膜面无明显凹陷。

6. 弥漫浸润型（Borrmann Ⅳ）

病变范围广泛，侵及胃大部或全胃，壁增厚明显，胃腔狭窄，部分病例可见胃黏膜层残存，呈断续状，胃壁第 3 层强回声线（黏膜下层）紊乱、增厚，回声减低、不均匀。

（二）彩色多普勒超声

较大肿瘤实质内常发现有不规则的血流信号。

（三）超声对胃癌侵及深度的判断

1. 早期胃癌

肿瘤范围小、局限，胃壁第 3 层（黏膜下层）存在。当黏膜下层受侵时此层次则呈断续状。对此类型中隆起型和浅表隆起型显示较好，对浅表凹陷型和凹陷型显示率低。早期胃癌的确诊要依靠胃镜活检。

2. 肌层受侵

胃壁第 3、4 层回声线消失，但第 5 层线尚完整，胃壁趋于僵硬。

3. 浆膜受侵

胃壁最外层强回声线外隆或不光滑。

4. 浸出浆膜

胃壁第 5 层强回声线中断，肿瘤外侵生长，和相邻结构不易分辨。

（四）胃癌转移征象

1. 淋巴结转移

容易累及的淋巴结主要包括：贲门旁，胃上、下淋巴结，幽门上、下淋巴结，腹腔动脉干旁淋巴结，大网膜淋巴结等。肿大的淋巴结多呈低回声，部分与肿瘤融合，呈现肿瘤向外突出的结节。

2. 其他转移

肝脏、脐周围、腹膜、盆腔及卵巢是胃癌转移的常见部位，胃癌的卵巢转移称为库肯伯格瘤，表现为囊实性肿瘤，多是双侧受累。

二、诊断要点

管壁不规则增厚或肿块形成，肿瘤实质呈低回声，欠均匀；溃疡凹陷出现“火山口”征。病变未侵及固有肌层时胃壁蠕动减缓，幅度减低，随着病变向固有肌层浸润和管壁明显增厚，则出现胃壁僵硬、蠕动消失；胃排空延迟甚至胃潴留。较大肿瘤常造成管腔狭窄。

三、鉴别诊断

超声诊断胃癌常须鉴别的疾病有胃炎、胃溃疡、胃嗜酸性肉芽肿等非肿瘤性胃壁增厚性疾病，另外尚须与其他类型胃部肿瘤相鉴别。

四、临床评价

超声检查作为无创性检查方法，具有操作简便、无痛苦，可以反复检查等优点，除进行筛选检查外，对因病重或年老体弱等不宜做X射线或胃镜检查者，尤具实用价值。早期胃癌的超声诊断效果稍差，常需胃镜检查确诊。超声检查主要用于进展期胃癌的诊断，能显示胃癌的断面形态，测量肿瘤的大小，判断癌组织的浸润深度，发现肿瘤的周围和远处转移等，从而确定临床治疗方案，减少晚期胃癌的剖腹探查率。但超声显示胃部肿瘤的能力决定于肿瘤本身的大小、形态和位置，小于10 mm的肿瘤难以在空腹时显示，肿块型比管壁增厚型容易发现。胃底及小弯垂直部扫查易受气体干扰及声窗局限，此处胃癌容易漏诊。

第二节　胃间质瘤

胃肠道间质瘤（GIST）是来源于胃肠道原始间叶组织的肿瘤，是随着免疫组化及电镜技术发展而提出的病理学概念。GIST具有非定向分化的特征，是一种有潜在恶性倾向的侵袭性肿瘤，约占胃肠道恶性肿瘤的1%~3%，其中50%~70%的GIST发生于胃。

一、病理

胃间质瘤大多数起源于胃壁第4层肌层，少数起源于第2层黏膜层。好发部位依次为胃体、胃窦、胃底部、贲门等部位，多为单发亦可多发；肿瘤大小不等，直径多在5 cm，但也有大到10 cm以上者。良性肿瘤呈圆形或椭圆形，边界清晰，呈膨胀性生长，向胃腔内外突起，但不向周围胃壁及胃周组织浸润；恶性间质瘤呈不规则或分叶状，肿瘤黏膜面常可形成溃疡灶，瘤体内可见液化坏死灶和钙化斑块。

二、临床表现

胃间质瘤可发生于任何年龄，多发于50~70岁中老年人，男女发病率基本相同。大多数无临床症状，在体检超声检查中意外发现。当肿瘤较大或伴表面溃疡形成时，可出现上腹部不适或消化道出血等症状，并可在上腹部触及肿块。

三、超声检查

（一）良性胃间质瘤声像图表现（图3-1）

（1）肿物源于胃壁肌层，形态规则，呈圆形、椭圆形。

（2）肿物内一般呈均质低回声，境界清楚。

（3）肿物好发于胃体，以单发为主，直径小于5 cm。

（4）肿物黏膜面一般光滑，少数肿物表面可有溃疡凹陷。

（5）肿物可以位于胃壁间、突入腔内或凸向腔外。

（6）CDFI可检出点状血流信号。

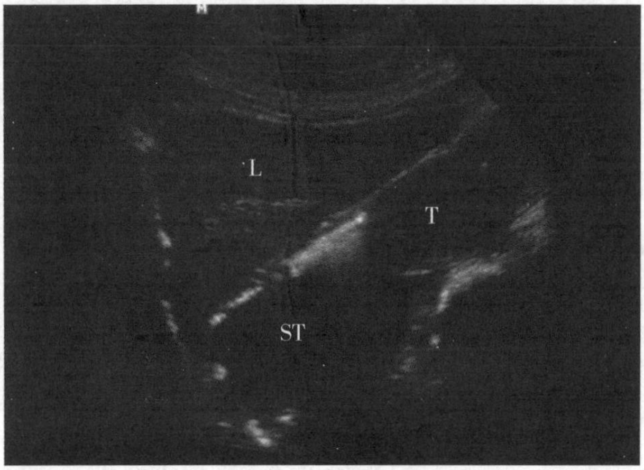

图3-1　胃间质瘤

突入胃腔；L：肝；T：肿瘤；ST：胃腔

（二）恶性胃间质瘤声像图表现

（1）肿物直径常在5 cm以上，以单发多见。

（2）肿物形态不规则或呈分叶状，内部回声不均质，较大的瘤体内可见液性区或强回声光团，后方伴声影。

（3）肿物黏膜面可完整或破坏，常伴较大的溃疡凹陷。

（4）CDFI 可检出较丰富血流信号。

（5）转移征象：①与周围组织界限不清。②淋巴结转移。③脏器转移，主要是肝脏，典型的转移瘤可见“靶环”征或“牛眼”征。

四、鉴别诊断

1. 胃息肉

与突入腔内的胃间质瘤鉴别。胃息肉向胃腔凸出，直径较小，多在 1～2 cm，基底窄，有蒂与胃壁相连，内多呈中等回声。

2. 淋巴瘤

与胃壁间的胃间质瘤鉴别。淋巴瘤源自黏膜下层，肿瘤呈浸润性生长，侵及范围广，肿瘤内部回声较低，近似于无回声。

3. 胃癌

与恶性胃间质瘤鉴别。胃癌呈浸润性生长，胃壁层次破坏明显，范围广泛。

第三节　先天性肥厚性幽门狭窄

先天性肥厚性幽门狭窄（CHPS）是婴儿时期原因不明的胃幽门肌层肥厚、幽门管狭窄，造成胃幽门不全性梗阻的外科疾病。见于新生儿，发病率约为 1/1 000，以男婴多见。病因为先天性肌层发育异常、神经发育异常、遗传或内分泌因素的影响等。

一、病理

病理改变主要是幽门环肌肥厚，幽门增大呈橄榄形，幽门管变窄并增长，胃蠕动增强，幽门管部分突入十二指肠球部，形成“子宫颈样”改变。

二、临床表现

临床症状主要是呕吐。患儿在出生后 3 周左右开始呕吐，呈喷射状，进行性加重，呕吐物为食物，不含胆汁。多数患儿右上腹可触及橄榄形肿物。患儿表现为消瘦，体重无明显增加或反而减轻。

三、超声检查

声像图表现如下。

（1）胃幽门部胃壁呈对称性环状增厚，以肌层低回声增厚为主。纵切面呈“梭形”或“宫颈”征，横切面似“靶环”征（图 3-2）。

（2）增厚胃壁厚度≥0.4 cm，长度≥2.0 cm，前后径≥1.5 cm。

（3）幽门管腔明显变窄，胃内容物通过受阻，胃体腔可扩张，内可见较多的潴留物回声。胃幽门部可见逆蠕动。

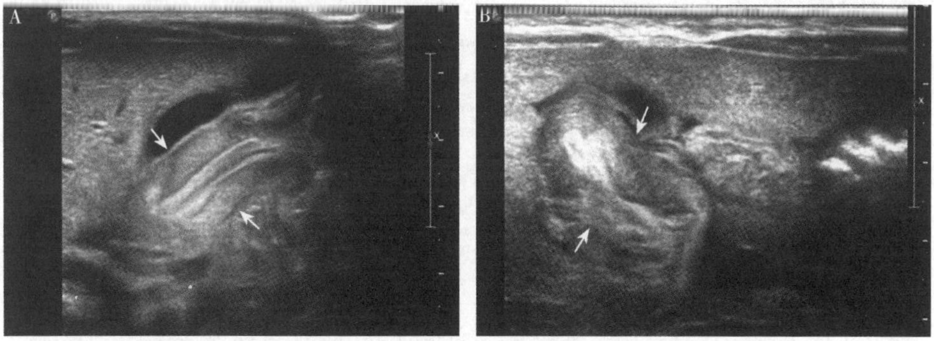

图 3-2 先天性肥厚性幽门狭窄（箭头所示增厚的幽门壁肌层）

A. 胃幽门长轴图像，呈“宫颈”征；B. 胃幽门短轴图像，呈“靶环”征

四、鉴别诊断

新生儿胃幽门部肌层增厚伴喷射状呕吐即可做出正确诊断。

1. 先天性十二指肠梗阻

先天性十二指肠梗阻亦可引起胃腔的扩张，但无幽门壁增厚及管腔狭窄的超声表现，一般不难鉴别。

2. 幽门痉挛

幽门痉挛时会出现一过性胃幽门部肥厚、幽门管增长，动态观察可以帮助鉴别。

五、临床价值

超声检查先天性肥厚性幽门狭窄具有特征性声像图表现，方法简单、安全，且诊断准确率高，是本病的首选检查方法。

第四节 急性阑尾炎

急性阑尾炎是阑尾发生的急性炎症。它是外科临床常见病，是最多见的急腹症，居各种急腹症的首位。正常阑尾超声不易显示；但阑尾炎性肿大时或伴有积液时，超声检查可以发现病变阑尾的图像。

根据急性阑尾炎的发病过程将其分为 4 种病理类型：单纯性阑尾炎、化脓性阑尾炎、坏疽性（穿孔性）阑尾炎、阑尾周围脓肿。单纯性阑尾炎表现为阑尾轻度肿胀，管壁各层均有水肿，炎症细胞浸润，以黏膜及黏膜下层为著，管腔内少许渗液；化脓性阑尾炎表现为阑尾显著肿胀，浆膜高度充血，被纤维蛋白与脓性渗出物覆盖，或被大网膜包裹，管腔内小脓肿形成，积脓，腹腔有渗出液。坏疽性（穿孔性）阑尾炎为阑尾管壁缺血、坏死、穿孔，并有较多渗出液，周围可形成炎性包块和脓肿。

临床表现有转移性腹痛或阑尾区痛、恶心、呕吐、发热、阑尾区压痛、肌紧张和反跳痛。

一、超声表现

超声直接征象为阑尾增粗、“靶环”征、阑尾壁层次不清等；间接征象如阑尾区低回声团、超声麦氏点征阳性、回盲部淋巴结肿大、腹盆腔积液，阑尾腔内偶见粪石强回声等。CDFI 显示阑尾壁及其周围血流丰富。

急性单纯性阑尾炎超声显示阑尾轻度肿胀，管壁稍增厚，直径>6 mm，浆膜回声不光滑，管壁层次欠清晰，腔内可见少量液性暗区。周围无明显液性暗区。

化脓性阑尾炎超声显示阑尾明显肿胀粗大，长轴呈手指状，直径>10 mm。管壁增厚，层次不清，厚薄不一，浆膜回声稍强，纵切呈腊肠样，横切呈同心圆形，腔内可见密集强光点漂浮。阑尾周围见少量无回声暗区包绕。

坏疽性（穿孔性）阑尾炎阑尾肿胀显著，形态不规则，管壁明显增厚，各层次结构不清，浆膜层可有回声中断，腔内回声杂乱，见片状不均匀低回声。阑尾周围渗出物增加，可见不规整液性暗区。阑尾周围、肠间隙及盆腔可见不规则无回声区。

阑尾周围脓肿声像图显示阑尾失去规则的条状形态，形态无法辨认，可见强弱不等的点状回声，在阑尾区周围见圆形或类圆形的无回声区、低回声或混合回声团块，边界不清、不规则，周边可因大网膜包裹而呈强回声，邻近肠管蠕动减弱，肠襻间隙及腹盆腔可见积液。

二、诊断要点

阑尾增粗呈同心圆征、阑尾壁层次不清；阑尾区低回声或混合回声团块，腹盆腔积液，阑尾腔内偶见粪石强回声等。

三、鉴别诊断

阑尾炎及阑尾周围脓肿需与多种右侧附件病变鉴别。

四、临床评价

超声已成为急性阑尾炎最重要的影像学检查手段，除单纯性阑尾炎及后位阑尾炎容易漏诊外，其余各型阑尾炎的超声诊断准确性都较高，特别是高频超声具有很高的临床应用价值。超声检查可以鉴别急性阑尾炎的程度和病理类型，判断阑尾穿孔、阑尾周围脓肿，并与其他急腹症相鉴别，为临床医师选择治疗方案和手术时机提供重要的参考指标。但是超声检查也有一定的局限性，肠道气体的干扰可能造成阑尾无法显示，不能做出正确的超声诊断。

第四章

肝脏超声诊断

第一节　肝弥漫性病变

肝弥漫性病变是指多种病因所致的肝实质弥漫性损害，其声像图表现缺乏特异性，不同病因鉴别诊断较为困难，需结合临床资料及相关检查结果进行综合分析。

肝常用径线如下：

（1）门静脉主干内径为1.0~1.3 cm，门静脉平均血流速度为15~20 cm/s。

（2）肝动脉内径为0.4~0.5 cm。峰值血流速度为40~60 cm/s，阻力指数为0.50~0.70。

（3）肝静脉内径：右肝静脉或中肝静脉内径为0.90~1.1 cm，左肝静脉因较细小，常汇入中肝静脉后再汇入下腔静脉，不作为测量标准。

一、肝硬化和门静脉高压

（一）临床表现

肝硬化中我国最常见的是门脉性肝硬化，病因主要是肝炎、酒精和血吸虫；其次为胆汁性、坏死后性和淤血性。临床表现为食欲缺乏、乏力，失代偿期出现腹腔积液、脾大、食管胃底静脉曲张等。

（二）声像图表现

1. 肝切面形态失常，肝各叶比例失调，其中血吸虫病肝以右叶缩小明显，肝左叶和尾叶相对增大。而病毒性及酒精性肝硬化全肝体积缩小或者左叶体积缩小，肝表面不光滑，凹凸不平，可呈细波浪、锯齿状，坏死后性肝硬化肝表面可呈大波浪状或驼峰样改变（图4-1），肝内光点回声增强、增粗，肝静脉变细，肝动脉代偿性扩张（图4-2）。

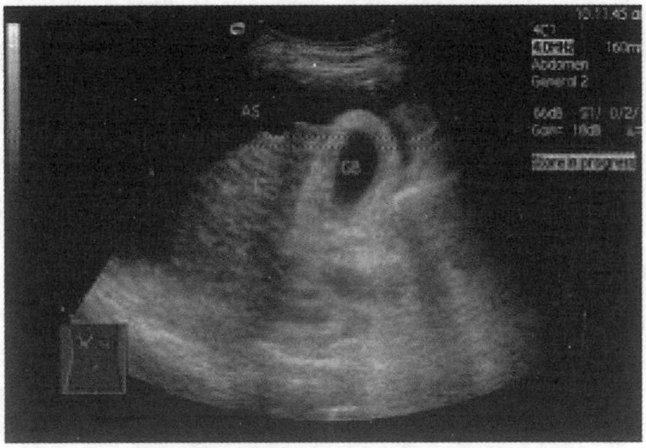

图 4-1　肝硬化 1

肝表面不光滑，呈细波浪状改变

2. 门静脉改变及门静脉高压征象

（1）门静脉系统内径增宽，主干内径≥1.4 cm，脾切面内径增大（厚度≥4 cm，上下径≥11 cm）。脾静脉扩张、迂曲，内径≥0.8 cm。肠系膜上静脉扩张，内径>0.7 cm（图 4-2）。

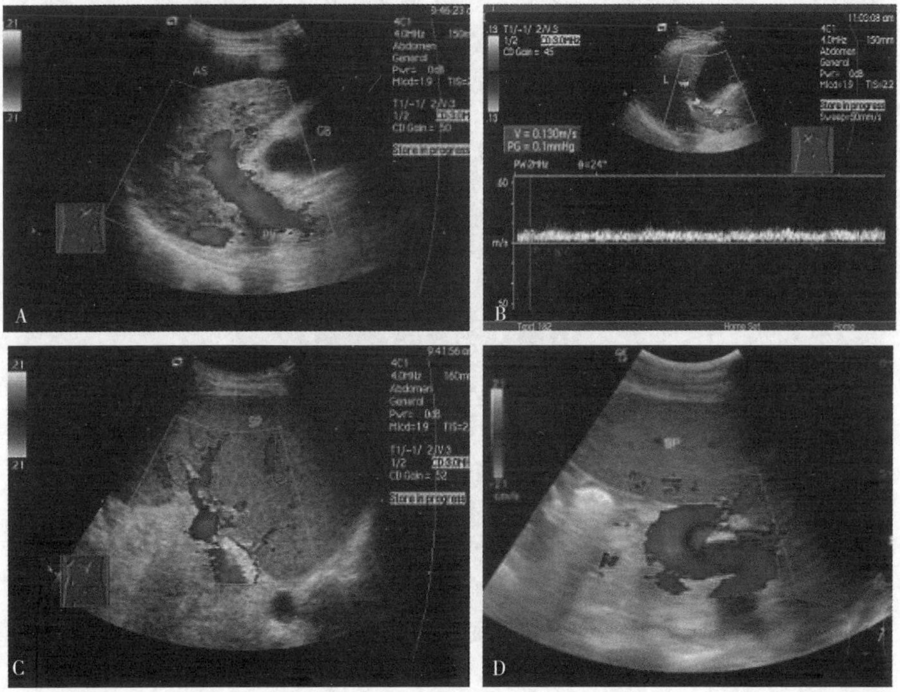

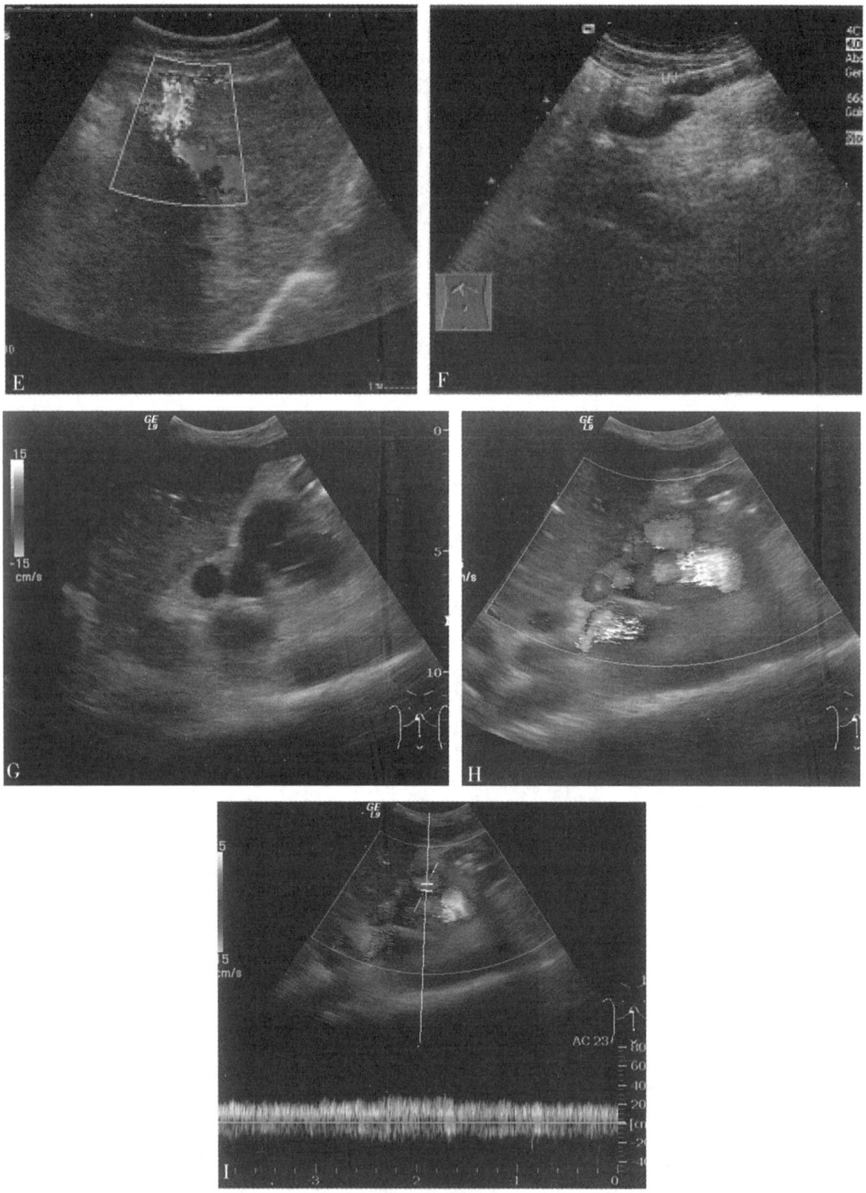

图 4-2　肝硬化 2

A. 肝硬化患者，实质回声增粗，门静脉增宽；B. 显示门静脉主干血流速度减低；C. 肝硬化，脾大；D. 脾大，脾门处血管迂曲扩张；E. 肝硬化合并门脉高压，肝内段脐静脉开放，走行迂曲；F. 门静脉高压，肝外段脐静脉扩张迂曲；G、H、I. 门静脉高压，胃左静脉曲张，肝左叶后方迂曲扩张的无回声区，频谱多普勒显示为静脉血流

（2）侧支循环开放：①胃左静脉扩张、迂曲（内径>0.5 cm），显示为肝左

叶后方胃小弯侧走行的管状、蜂窝状无回声区。②脐静脉重开，表现为门静脉左支囊部向前、向下延伸至肝包膜下，经腹壁至脐的管状无回声区。③脾肾交通、脾胃短静脉交通。

（3）腹腔积液。

（4）胆囊壁增厚，呈“双边影”（图 4-3）。

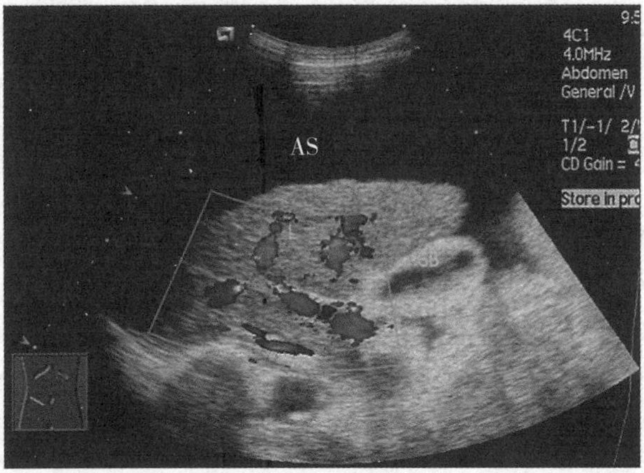

图 4-3　肝硬化 3

肝右叶体积缩小，回声增粗，胆囊壁增厚，呈“双边影”

3. 门静脉血栓　门静脉内出现片状和团状回声，填塞或部分填塞管腔。CDFI 示门静脉血流变细，充盈缺损或不显示（图 4-4）。

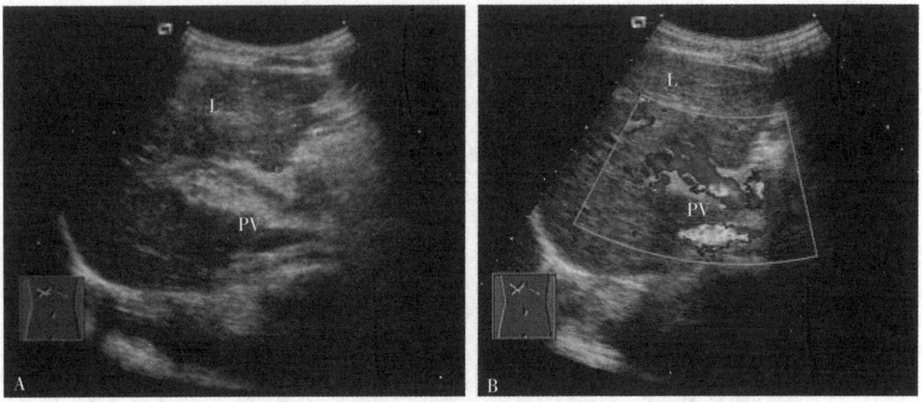

图 4-4　肝硬化门静脉血栓

A. 门静脉内可见片状高回声；B. 门静脉血流部分充盈缺损

4. 门静脉系海绵样变　门静脉系呈不规则囊状、网状扩张。CDFI 呈静脉血流显示，并相互交通，呈海绵样结构（图 4-5）。

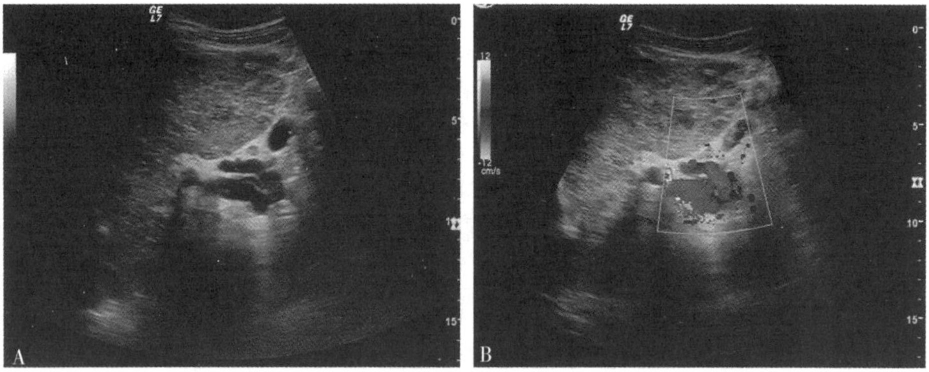

图 4-5 肝硬化门静脉海绵样变性

A. 门静脉主干呈不规则囊状扩张；B. 彩色血流显示为向肝血流

（三）诊断注意点

部分肝硬化病例再生结节超声显示呈低回声，与小肝癌鉴别诊断较困难，超声造影及穿刺活检有助于明确诊断。肝硬化合并门静脉血栓时要与门静脉癌栓鉴别，鉴别要点见表 4-1。

表 4-1 血栓与癌栓的鉴别

鉴别点	血栓	癌栓
栓塞方向	自肝外向肝内	自肝内向肝外
栓塞程度	附壁血栓，部分栓塞	完全栓塞
栓子回声	早期呈低回声	呈较强回声
栓子内血流	未见动脉血流	内部可见动脉血流
病史	有肝硬化、脾切除病史	肝内可见癌灶

二、脂肪肝

脂肪肝是一种获得性可逆性代谢疾病，当肝内脂肪含量超过肝脏质量的 5% 时称为脂肪肝。

（一）声像图表现

脂肪肝声像图分为弥漫性脂肪肝、局限性脂肪肝和非均匀性脂肪肝。

1. 弥漫性脂肪肝　肝实质内回声增强，前部分光点细而密，后部分光点回声减低（图 4-6）。弥漫性脂肪肝可分为轻度、中度和重度（表 4-2）。

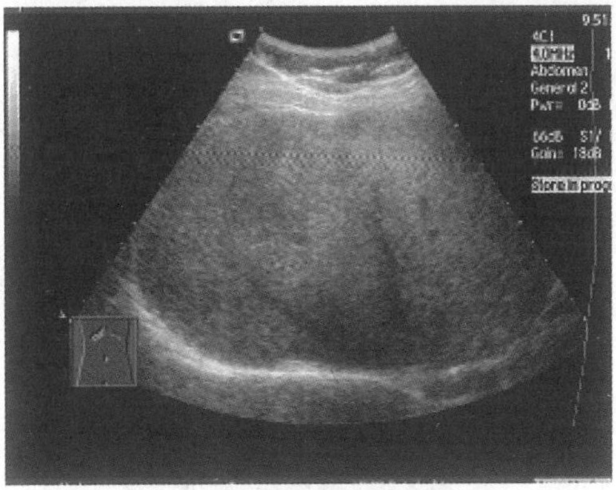

图 4-6　弥漫性脂肪肝

表 4-2　弥漫性脂肪肝程度分型

分型	肝前区回声	肝后区回声	管道及膈肌显示情况
轻度	稍增强	稍衰减	正常显示
中度	增强	衰减	显示欠清，提高增益可显示
重度	明显增强	明显衰减	显示不清

2. 局限性脂肪肝　亦称叶段型脂肪肝，呈脂肪变的肝实质分布在某一肝叶或某一肝段，回声明显增强，境界清楚，常以肝静脉为界（图 4-7）。

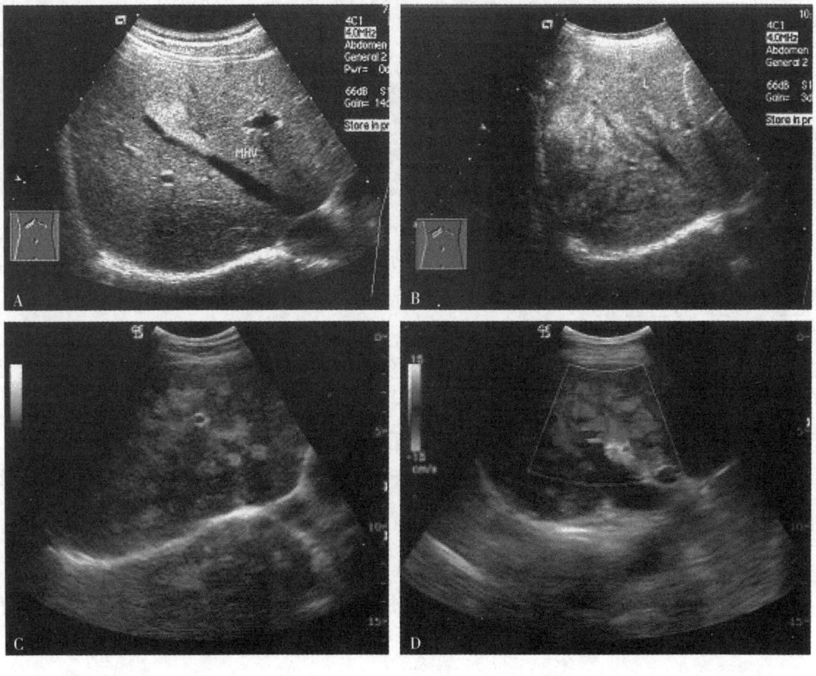

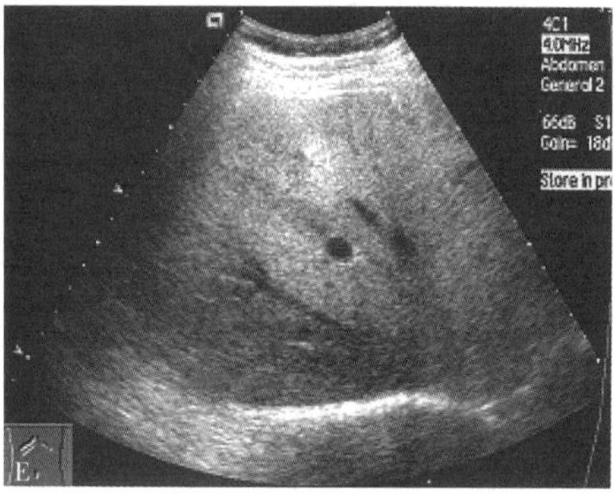

图 4-7　局限性脂肪肝

A. 右肝静脉附近局灶性片状高回声；B. 肝内多个高回声区，为多灶性脂肪肝；C、D. 肝内多个高回声灶，彩色血流显示肝内血管走行规则，无变形移位等改变；E. 叶段型脂肪肝

3. 非均匀性脂肪肝　回声增强的肝实质内出现一个或多个类圆形或多边形低回声区，边界清楚，多位于肝右前叶和左内叶的胆囊区附近，此低回声区为局灶性脂肪缺失（图 4-8）。

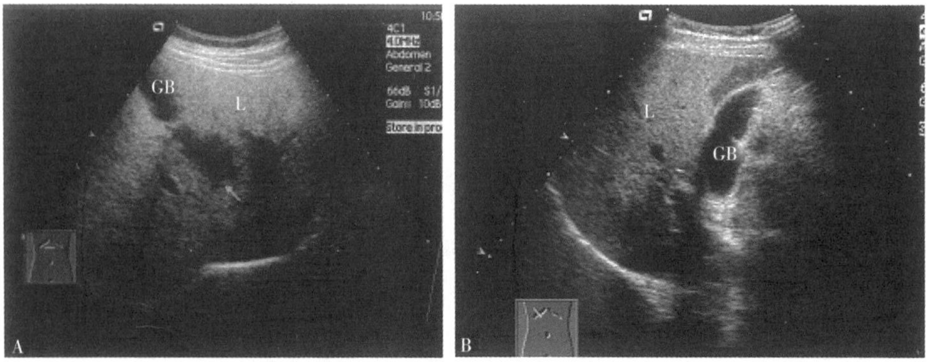

图 4-8　非均匀性脂肪肝

A、B 两图中低回声表示残存的正常肝组织

（二）诊断注意点

非均匀性脂肪肝及局限性脂肪肝应与肝肿瘤鉴别：表现为局灶性低回声时要与肝癌鉴别；局灶性高回声应与高回声型血管瘤及肝癌鉴别；多灶性高回声时需与肝转移癌鉴别。非均匀性脂肪肝无占位效应，病变区域的门静脉及肝静脉走行正常，无受压移位及变形，内部未见明显异常血流信号，超声造影显示其无论在动脉相、门静脉相及延时相都与周围肝组织同步等增强、等消退（图 4-9、图 4-10）。肝癌及肝转移癌有明显占位效应，部分可见声晕，肿瘤周边及内部可见丰富高阻血流信号，周边血管移位变形。超声造影肝癌呈快进快退的增强，转移癌呈动脉期环形增强，延迟期呈“黑洞”征等特征性表现。

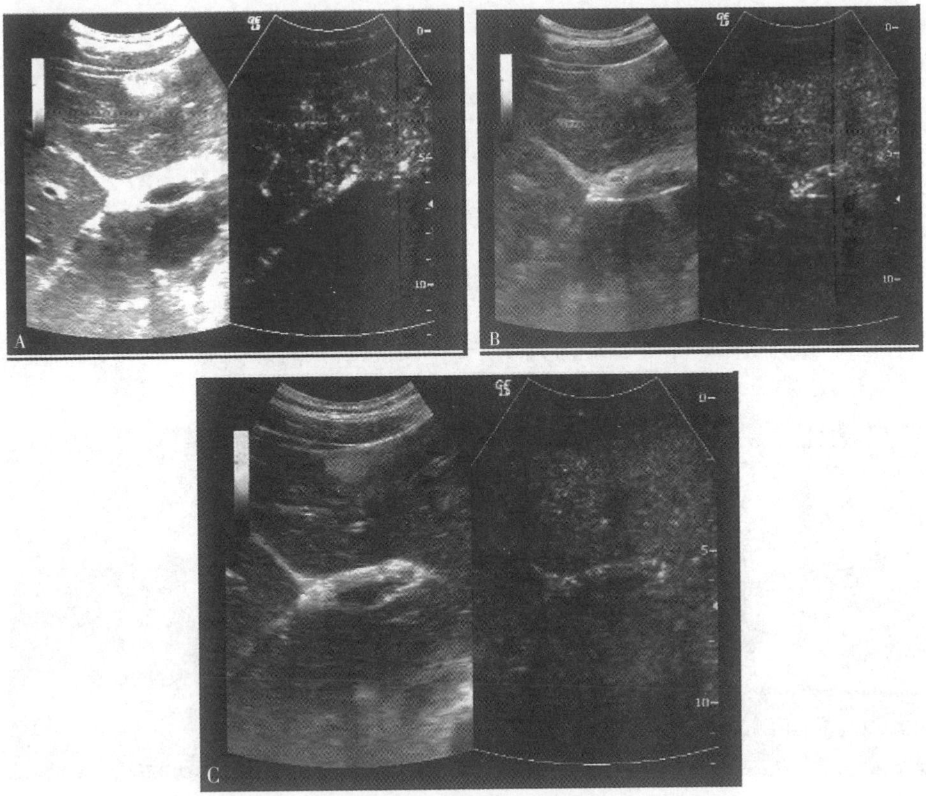

图 4-9　局灶性脂肪肝超声造影

A、B、C 图显示肝内高回声区在超声造影的动脉相、门静脉相及延迟相与周围肝实质等增强

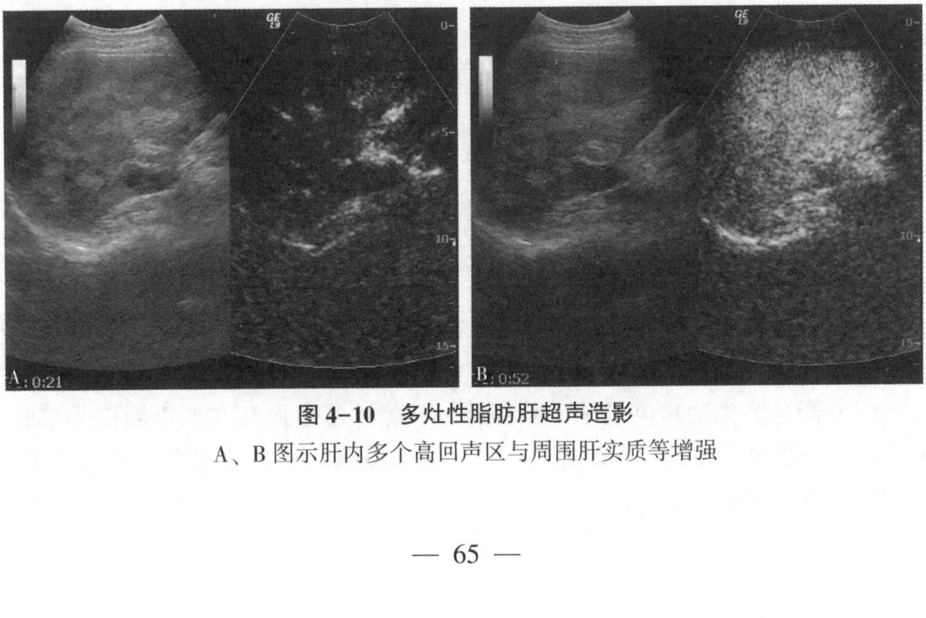

图 4-10　多灶性脂肪肝超声造影

A、B 图示肝内多个高回声区与周围肝实质等增强

三、血吸虫病肝

（一）临床表现

血吸虫病是日本血吸虫寄生于人体引起的寄生虫病，晚期主要为门静脉高压的表现，如腹腔积液、巨脾、食管静脉曲张等。

（二）声像图表现

（1）肝切面形态正常或失常。肝右叶常显示缩小，左叶增大。

（2）肝实质回声不均，肝内弥漫分布回声稍强的纤细光带，将肝脏实质回声分割呈小鳞片状或网格状回声（图 4-11）。

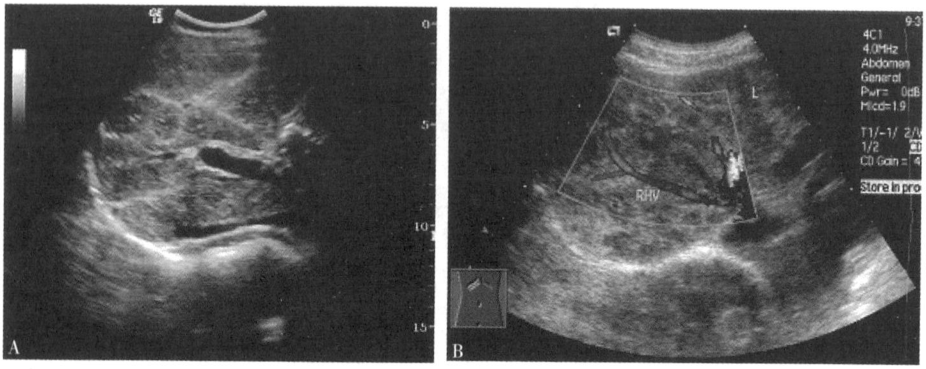

图 4-11　血吸虫病肝部病变

A. 肝实质回声不均匀，肝内弥漫分布条索状高回声呈网络状改变；B. CDFI 显示肝静脉稍变细，回声欠清晰

（3）肝内门静脉壁回声增强、毛糙。

（4）脾肿大及腹腔积液等征象。

四、淤血肝

充血性心力衰竭、大量心包积液、缩窄性心包炎等引起回心血液回流受阻，导致下腔静脉及肝静脉系统扩张。

• 声像图表现

（1）下腔静脉、肝静脉及其属支内径均明显增宽，随心动周期和呼吸的变化不明显或消失。肝静脉内径测值大于 1.1 cm（图 4-12）。

（2）彩色多普勒超声显示下腔静脉、肝静脉彩色血流在严重回流受阻时，血流反向，呈向肝血流。下腔静脉、肝静脉血流频谱三相波消失，呈向肝或离肝的单向血流频谱显示。

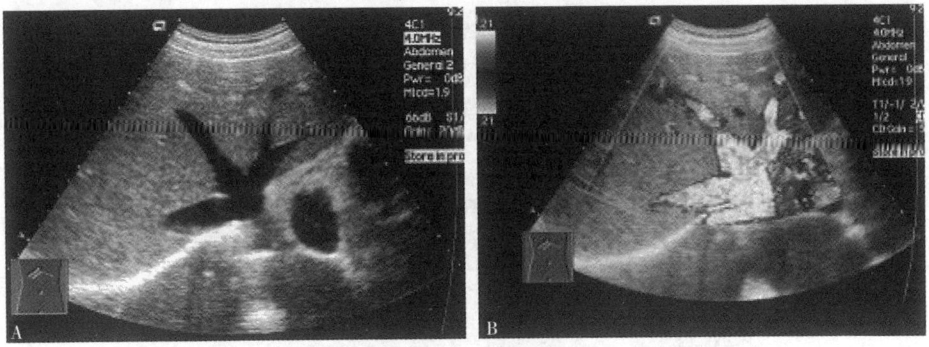

图 4-12　淤血肝

A. 三支肝静脉增宽，呈花瓣样汇入第二肝门；B. CDFI 示肝静脉血流增宽

五、肝糖原累积症

为先天性代谢性疾病，糖原累积在肝，致肝声像图异常，肝大，肝缘、肝角圆钝。肝实质回声明显增强，光点粗大，分布不均匀。

第二节　肝血管性病变

一、门静脉病变

（一）门静脉栓塞

1. 临床表现

门静脉栓塞起病较缓慢，且闭塞不完全，表现为腹部不适、食欲缺乏、腹泻或便秘等慢性消化不良的症状。急性栓塞可引起剧烈腹痛及血便等。另有其他门静脉高压症状及体征。

2. 声像图表现

（1）二维超声：门静脉系统管腔内显示光点群回声，部分或全部充填管腔。急性期血栓回声较低，与静脉管腔内血液无回声有时难以鉴别；慢性期管腔内实性回声明显增强，较易鉴别（图 4-13）。

（2）彩色多普勒：门静脉栓塞时，显示管腔内彩色血流变细或管腔内边缘处彩色血流呈间隙状显示。完全栓塞时管腔内无彩色血流显示。

（3）超声造影：主要用在鉴别门静脉栓塞病灶是否为癌栓，如果是癌栓，超声造影显示动脉期栓子内可见造影剂填充，回声增强，而后造影剂消退呈造影缺损区（图 4-14）。

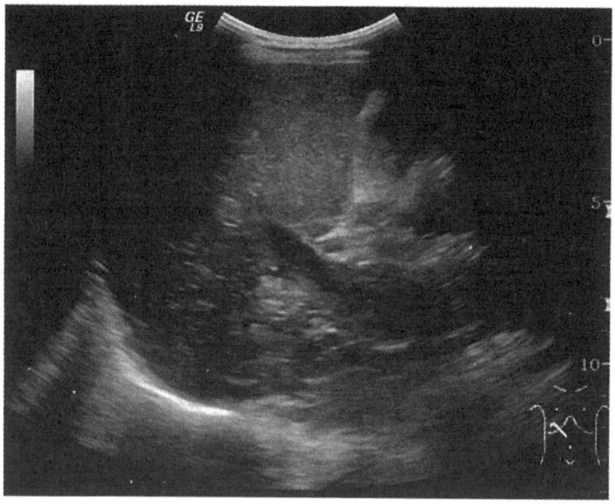

图 4-13　门静脉血栓

门静脉内光点群部分栓塞管腔，回声较低

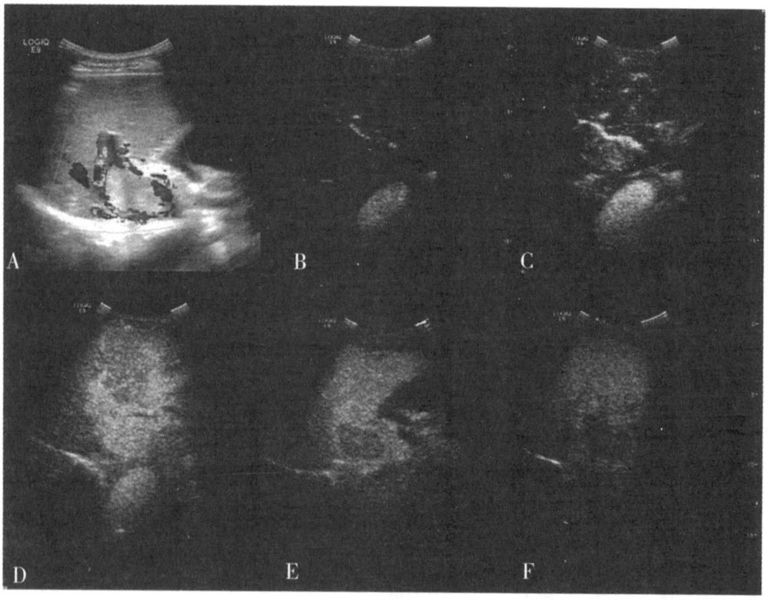

图 4-14　门静脉癌栓

A. 门静脉主干内可见回声较强光团，不易鉴别癌栓与血栓；B. 超声造影动脉早期门静脉未显影，肝动脉主干显影；C. 超声造影 32 s 门静脉内光团开始显影；D. 门静脉内光团明显增强，达峰值；E. 门静脉内光团造影剂消退，回声开始减低；F. 门静脉内光团造影剂继续消退，回声明显减弱

（二）门静脉海绵样变

原发性门静脉海绵样变主要是由于门静脉先天性发育异常。继发性门静脉海绵样变是由于门静脉血栓、癌栓及外界压迫等使门静脉血流受阻。门静脉周围的小静脉增宽，引流阻塞远端的门静脉进入肝内门静脉分支。

【声像图表现】

1. 二维超声

（1）肝门区或肝内门静脉呈多个相互连通的蜂窝状无回声区，也可形成多条迂曲的管状无回声区（图 4-15A、B）。

（2）肝内的门静脉分支管壁增厚、狭窄以及管腔闭塞，呈索条状结构。

（3）继发性病变时，肝可表现肝硬化、门静脉高压的征象。

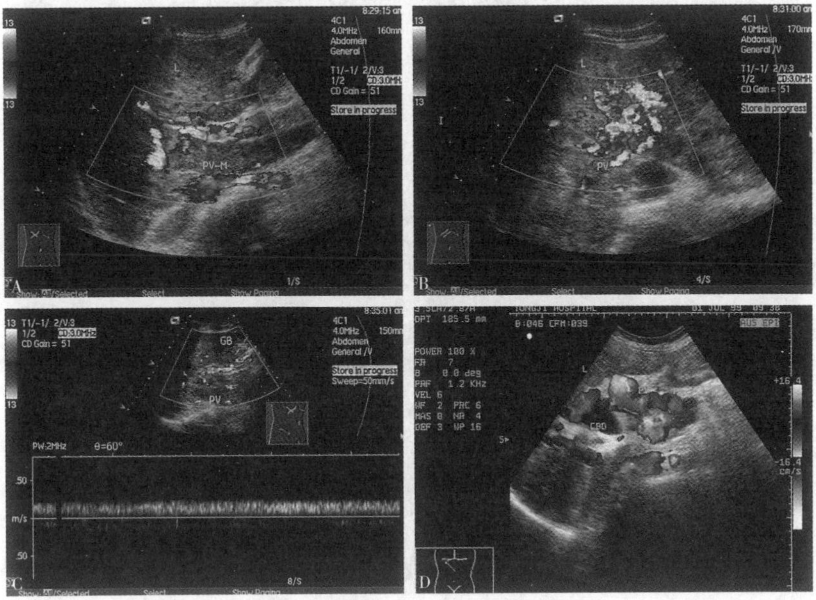

图 4-15　门静脉海绵样变

A. 门静脉癌栓并发门脉主干周围多发性细小静脉扩张；B. 门静脉左支周围多发性细小静脉扩张；C. 肝内外门静脉周围多发扩张静脉，呈门静脉频谱；D. 门静脉周围静脉明显扩张，有时甚至包绕胆管引起胆管扩张

2. 彩色多普勒

门静脉结构紊乱处囊状无回声、蜂窝状无回声、迂曲的多条管状无回声内显示彩色血流，呈红色、蓝色相间相互连通的门静脉血流信号（图 4-15C、D）。

（三）门静脉瘤

门静脉瘤是指门静脉主干或某一属支局限性扩张呈纺锤状或小囊状，又称为门静脉瘤样扩张。

【声像图表现】

二维超声显示门静脉血管局部有纺锤形或圆形扩张，局限性无回声区与门静脉血管相延续。CDFI 显示局部无回声区内呈漩涡状彩色血流，红蓝相间，且与门静脉某一支血流相延续，频谱也与相延续的门静脉支血流相近（图 4-16）。

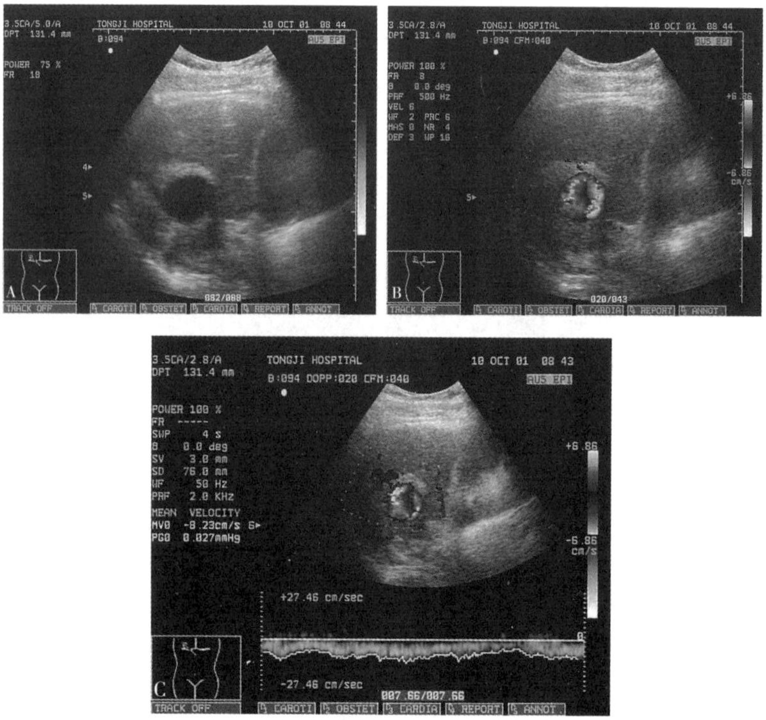

图 4-16　门静脉瘤

A. 肝内局限性无回声区，边界清，不易鉴别肝囊肿与静脉瘤；B. 肝内无回声区内明显可见血流充盈，排除肝囊肿；C. 肝内无回声区充盈彩色血流，呈门静脉频谱

（四）肝内静脉窦状扩张

又称肝静脉瘤，本病是先天性病变，由于肝静脉局部管壁薄弱所致，临床常无症状。

【声像图表现】

肝静脉走行部位显示有一至数个小的圆形或椭圆形无回声区，边界清晰，与肝静脉主干或分支相连通，包膜可不清晰。CDFI 无回声区内有彩色血流，并与肝静脉相通。频谱特征与相通的肝静脉内血流频谱基本一致。

二、肝动脉、肝静脉病变

（一）肝动脉瘤

【临床表现】

肝动脉瘤大多数位于肝外，肝内少见。肝动脉瘤可无临床症状或表现为右上腹搏动性包块，肝动脉瘤破裂时表现为上腹痛，典型为绞痛，破入胆道或胃肠道则引起呕血及黑便。

【声像图表现】

肝内型肝动脉瘤表现为肝内见圆形或椭圆形无回声区，壁完整，有时可发现与某一肝动脉支相通。有的肝内假性动脉瘤呈不规则的无回声区，内可见血凝块的低回声，见于肝外伤及各种手术后形成。

肝外型肝动脉瘤显示局限性管腔明显扩张，壁较薄，有搏动性，常可见与某一肝动脉支相通。CDFI 显示红蓝相间血流信号。频谱显示瘤内高速的湍流频谱。特别需要注意的是少数假性动脉瘤内血块较多，彩色血流部分充盈，呈红蓝相间的血流，频谱多普勒于破口处可见高速血流（图 4–17）。

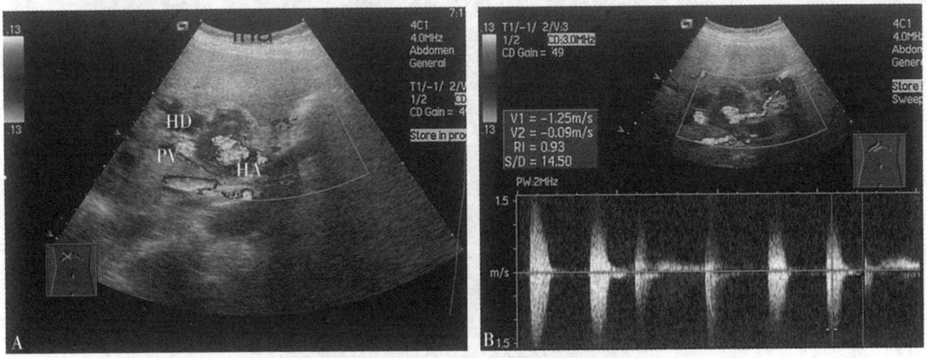

图 4–17　肝内假性动脉瘤

A. 肝内可见局限性无回声区，形态不规则，周边壁厚薄不一，内部充盈彩色血流；
B. 频谱多普勒显示内部血流呈高速动脉血流

（二）布–加综合征

布–加综合征是一种由肝静脉和（或）下腔静脉阻塞引起的病变，又称 Budd–Chiari 综合征。

【临床表现】

布–加综合征多因肝静脉、下腔静脉发育异常引起，也见于静脉血栓或癌栓阻塞后。肝静脉回流受阻，进而导致门静脉高压表现。病变累及下腔静脉，则导致下腔静脉高压，引起血液回流受阻的表现。

【声像图表现】

1. 二维超声

（1）下腔静脉梗阻图像

1）膜型梗阻：下腔静脉梗阻段管腔内显示薄膜状强回声带，膜的厚薄不一，厚度>2 mm 时显示较清楚。有膜孔者，可见膜的某一局部连续中断（图 4-18A）。

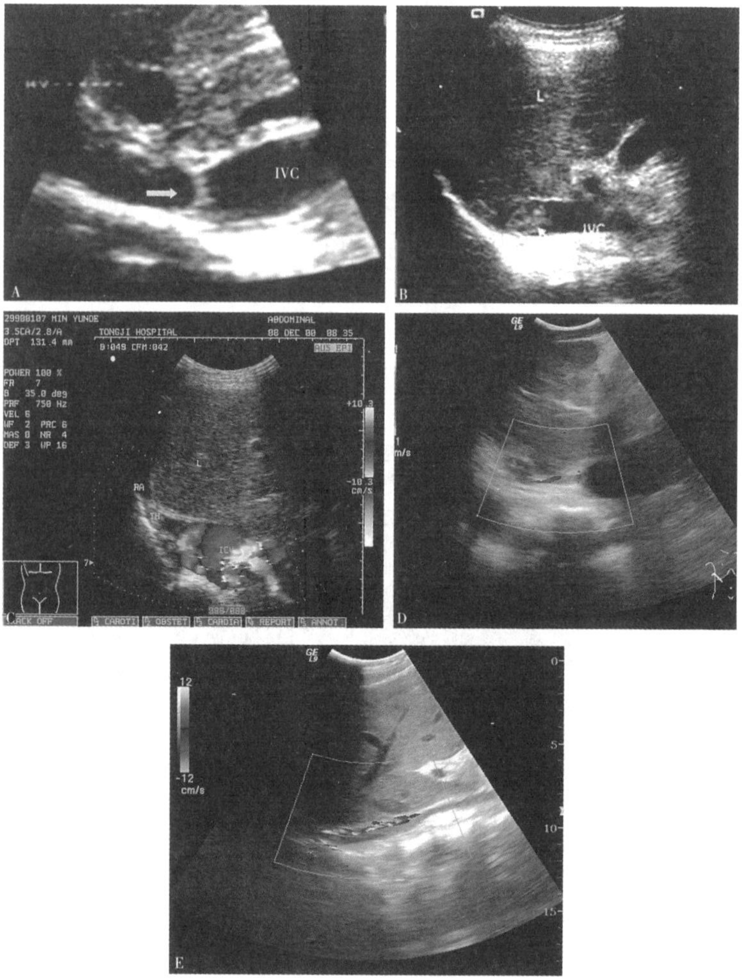

图 4-18　布-加综合征 1

A. 下腔静脉肝段内可见膜状光带回声，且膜上可见小孔状中断；B. 下腔静脉肝段内可见癌栓阻塞，致远端下腔静脉稍增宽；C. 下腔静脉右房入口处先天性狭窄，致远端下腔静脉明显扩张，其内静脉血流方向较紊乱；D. 下腔静脉肝段明显缩窄，管壁增厚，致远端下腔静脉明显扩张；E. 下腔静脉内血栓充填，管腔明显狭窄，静脉血流部分充盈管腔

2）癌栓型梗阻：常见的肿瘤如肝癌和肾癌，下腔静脉管腔内显示栓子图像，形态呈类圆形，内部回声不均匀（图 4-18B）。

3）狭窄或闭塞型梗阻：下腔静脉梗阻段的管壁回声增厚，管腔狭窄。远心端管腔逐渐扩张。下腔静脉呈纤维性闭塞时，管腔无回声结构消失，呈条索状强光带回声（图 4-18C、D）。

4）血栓型梗阻：下腔静脉内出现实性回声，新鲜血栓，回声较低，有时与下腔静脉内血液无回声难以分清。陈旧性血栓，回声较强，回声不均匀，较易辨认（图 4-18E）。

5）下腔静脉炎性梗阻：下腔静脉管壁增厚，内膜毛糙，不光滑，呈“花边状”。病变段的血管腔内常有附壁血栓发生。

6）下腔静脉外压性梗阻：下腔静脉周围脏器的肿大，如明显肝大、肿瘤、转移癌等，对下腔静脉压迫，使下腔静脉管腔变窄。

（2）肝静脉梗阻的图像：3 支肝静脉可累及 1 支、2 支，或 3 支肝静脉均受累。其梗阻的类型与下腔静脉梗阻类型相同。

1）隔膜样梗阻：在汇入第二肝门处受累肝静脉的汇入口处显示细光带回声将肝静脉与下腔静脉分隔，肝静脉受累，支管腔增宽，血流缓慢。

2）纤维性狭窄及闭塞性梗阻：受累肝静脉管壁增厚，管腔变细或管腔闭塞，或管腔结构显示不清晰。

3）肝静脉内癌栓或血栓性梗阻：癌栓处肝静脉管腔内显示实性回声，回声分布不均。新鲜血栓者，为低回声甚至为无回声，陈旧性者回声增强。

4）肝静脉之间显示侧支循环及交通支的图像。在肝静脉之间形成交通支和侧支循环。肝静脉之间显示不规则走行的无回声管道，呈“蛇行”状，或呈“S”状及“C”状，将相邻的肝静脉连通，且粗细不均匀（图 4-19）。

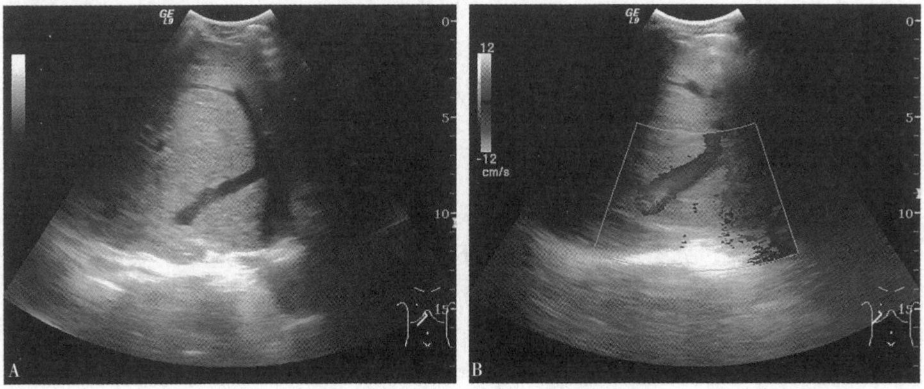

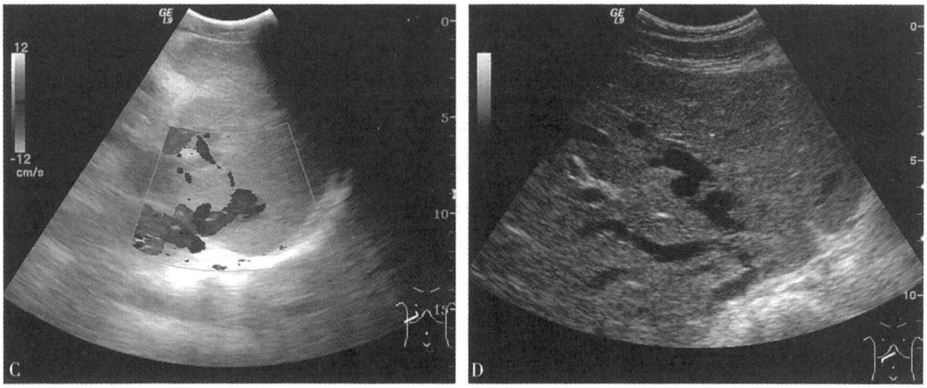

图 4-19　布-加综合征 2

A. 中肝静脉与右肝静脉出现交通支；B. 肝静脉间交通支内血流充盈，且血流由中肝静脉流向右肝静脉；C. 肝静脉异常交通支，血流直接流入右心房；D. 肝静脉支轻度增宽，迂曲

（3）肝改变：肝切面形态失常，肝尾叶明显增大及门静脉高压图像。

2. 彩色多普勒血流显像

（1）下腔静脉表现：下腔静脉狭窄段彩色血流变细，下腔静脉完全闭塞时，闭塞段无彩色血流显示。梗阻段远端下腔静脉内彩色较暗，流速减慢所致。严重病例，下腔静脉内血流反向流动，色彩逆转。

（2）肝静脉表现：完全梗阻时受累的肝静脉血流反向流动，色彩逆转。经交通支引流至正常肝静脉或肝尾状叶静脉回流至下腔静脉。受累肝静脉狭窄时，狭窄段彩色血流变细，色彩变亮或色彩增多。

（3）门静脉压高压表现。

【诊断注意点】

布-加综合征临床变化多，易误诊为肝硬化而延误治疗。彩色多普勒超声不仅显示下腔静脉病变图像，而且可同时显示肝静脉病变、肝静脉交通支及侧支回流、肝实质的改变和门静脉高压，是一种非侵入性、更安全、更方便的诊断方法。对于 X 射线造影不能显影的病例，超声检查不受限制。且彩色多普勒超声可对可疑病例反复检查，动态观察其进展。对适合球囊扩张术和血管内支架植入术的患者，可在彩色多普勒超声的监视下施行，并可在术后追踪观察。对于进行冠状动脉旁路移植术的患者，彩色多普勒超声可随访、复查人工血管的情况。

第五章

胆管超声

第一节　胆石症

胆石症是指因胆管系统结石所形成的一系列临床病理改变。任何人群均可发生。我国一组 8 585 人的流行病调查中，胆囊结石的发病率为 24. 3%，肝外胆管结石的发病率为 46. 5%，肝内胆管结石的发病率为 29. 0%。胆囊结石和肝外胆管结石发病高峰年龄为 51 ~ 60 岁，肝内胆管结石发病高峰年龄为 31 ~ 40 岁。肝内胆管结石在胆系结石中因病致死率最高，为 4. 2%。

胆石的成因较复杂，胆汁成分的改变、寄生虫感染、细菌感染、代谢障碍、溶血性贫血等原因均可形成胆石。胆石的形成过程分为 3 个阶段：胆汁饱和或过饱和；起始核心的形成；逐渐形成结石。

一、胆囊结石

胆囊结石是最常见的胆囊疾病，好发于中年肥胖女性。胆囊结石中以胆固醇结石和混合性结石多见。由于结石对胆囊壁的刺激，易合并胆囊炎，最终导致胆囊缩小，胆囊壁增厚。胆囊结石合并胆囊癌发生率较高。

根据胆石成分的不同，可将胆石分为以下几种类型：①胆固醇结石。②胆色素结石。③混合性结石。主要由胆固醇、胆色素、钙盐、蛋白、金属离子等成分构成。④其他结石。碳酸钙结石、瓷瓶胆囊为少见结石，胆囊壁胆固醇沉着症也被部分学者归为胆结石。

胆囊结石常引起急性和慢性胆囊炎，其临床表现不同。急性结石性胆囊炎表现为有季肋部疼痛，向右肩部放射。早期发热和中性粒细胞升高不明显，恶心多，呕吐少。后期 Murphy 征阳性，右上腹有明显的腹紧张、压痛、反跳痛，呼吸受限。慢性结石性胆囊炎主要表现为右上腹不适、隐痛、饱胀感、嗳气，食用油脂较多的食物后，以上症状会加剧。

(一) 超声表现

1. 典型声像图

胆囊腔内出现强回声团块，团块后方伴有声影，团块可随体位变化在囊腔内移动（图 5-1）。

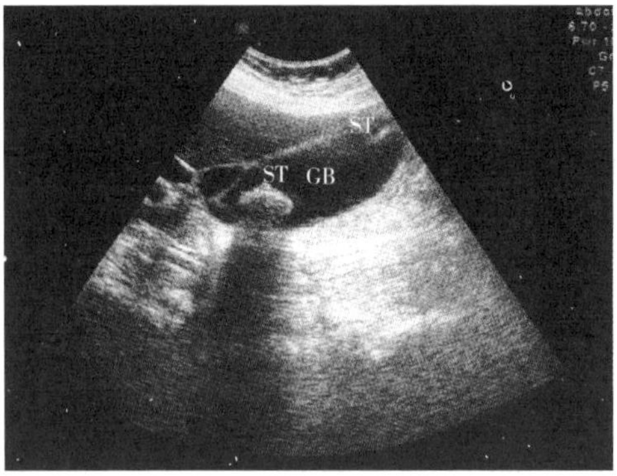

图 5-1　典型胆囊结石

2. 非典型声像图

充满型胆结石表现为“WES”征：W 为胆囊壁高回声，E 为结石强回声，S 为声影。在胆囊壁高回声和结石强回声间可见一线状低回声，可能为残存的胆汁。泥沙状胆结石表现为胆囊腔内出现黏稠的细小回声光带，随体位移动而在胆囊壁上移动，其形态常常因移动而发生变化，常可见弱声影，有时声影不明显（图 5-2）。直径小于 3 mm 的松软的结石，其后方往往不伴有声影，可根据体位改变是否移动进行诊断。当结石嵌于胆囊颈部或哈氏囊时，往往引起胆囊积液（图 5-3），压迫肝总管引起肝总管部分或完全梗阻，进而产生胆汁性肝硬化时，称为 Mirizzi 综合征。胆囊壁罗-阿窦内结石时，壁内可见单个或多个强回声，后方伴“彗星尾”征。

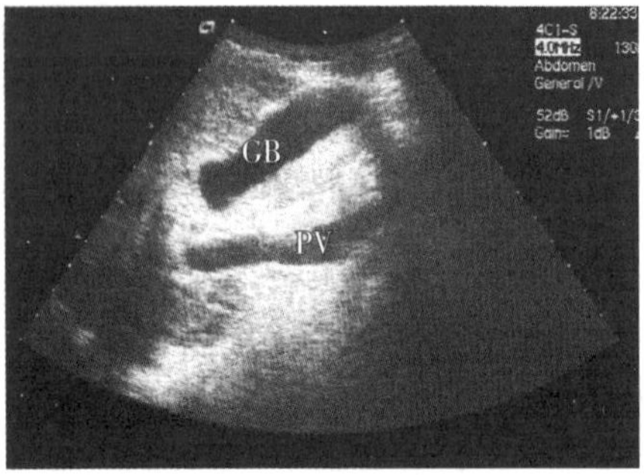

图 5-2　泥沙状胆结石

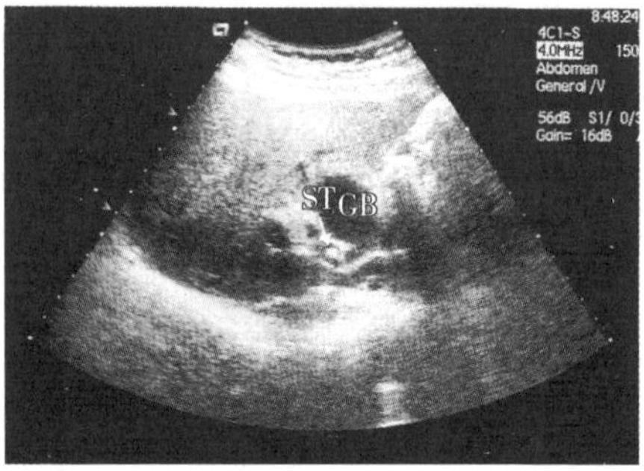

图 5-3　胆囊颈部结石嵌顿

（二）诊断要点

胆囊腔内强回声团块，可随体位改变移动，后方伴有声影。

（三）鉴别诊断

1. 十二指肠气体

胆囊体部与十二指肠紧邻，十二指肠气体回声常常被初学者误诊为胆囊结石，可多切面进行扫查之后观察回声是否在胆囊腔内，如还不能鉴别，可保持强回声团块的切面，仔细观察团块形态是否发生变化，十二指肠蠕动时会造成肠腔气体大小的变化。必要时可嘱咐患者饮水 200 mL，团块中如可见液性回声通过，则为十二指肠气体。

2. 胆囊内胆泥、组织碎屑、脓性团块、息肉等

长期禁食患者，胆汁瘀滞，可形成胆泥，胆泥为均匀稍低回声，形态可随体位变化，有时胆泥可合并结石。急性化脓性胆囊炎时，胆囊内坏死组织碎屑、脓性分泌物等可形成团块状回声，但其透声性较结石好。胆囊内隆起样病变与结石不同，前者不随体位移动并与胆囊壁相连。

（四）临床评估

目前，超声是公认的诊断胆结石的首选方法。超声对胆囊结石诊断的敏感度达 97%~100%，与 MRI 相近（97.7%），特异性达 93.6%~100%，准确性达 90.8%~93%。超声在确定结石数目和大小方面优于 CT，对含钙结石的敏感度方面低于 CT。对于过度肥胖或肠气干扰严重的患者，可进行多切面、多体位、多重复检查。

二、胆管结石

胆管结石较为常见，根据来源分为原发性结石和继发性结石，根据部位分为肝外胆管结石和肝内胆管结石，可引起胆管壁炎症，出现充血、水肿、增生和纤维化，导致胆管壁增厚。结石嵌顿可造成胆管完全性梗阻。

肝内胆管结石患者疼痛不明显，而常表现为周期性发热寒战，黄疸往往不明显。胆总管结石常出现胆管阻塞三联征，即右上腹疼痛、发热寒战、黄疸，如发生急性阻塞性化脓性胆管炎时，还可出现休克和精神异常症状。

（一）超声表现

1. 肝外胆管结石

胆管腔内见伴有声影的强回声团块，部分可呈中等回声或低回声，边界清晰，与胆管壁之间可见分界（图 5-4）。胆管近端可见不同程度的扩张，胆管壁稍增厚。有时改变体位可见强回声团块移动。

2. 肝内胆管结石

肝内可见与门静脉伴行的、沿胆管分布的斑片状或条索状强回声，后方伴声影，结石常造成局限性胆汁淤积，使结石近端的胆管局限性扩张（图 5-5），与门静脉呈平行管征。

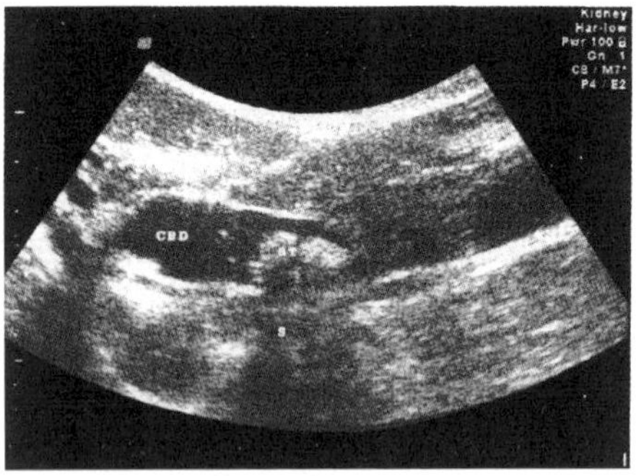

图 5-4　肝外胆管结石

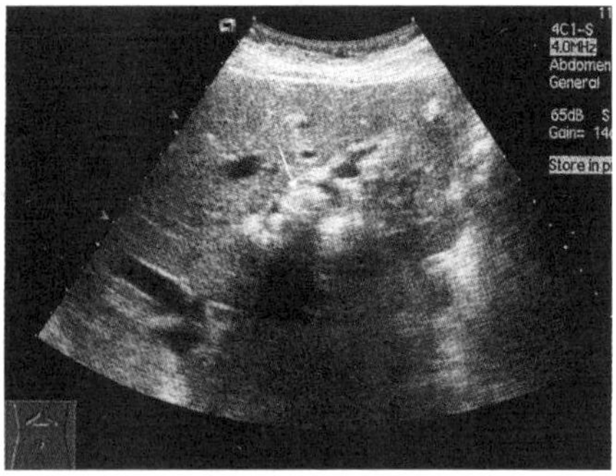

图 5-5　肝内胆管结石

（二）诊断要点

肝外胆管内强回声团块，后方伴声影，近端胆管扩张。肝内沿胆管分布的斑片状或条索状强回声，后方伴声影，近端胆管扩张。

（三）鉴别诊断

1. 胆管积气

胆肠吻合术后，胆管积气，常可见沿胆管分布的条索状强回声，仔细观察该强回声，可随呼吸出现闪烁运动，后方伴“彗星尾”征，无胆管扩张。

2. 正常肝圆韧带

肝左叶内强回声结构，后方伴声影，转动探头，显示为起自矢状部向前方延伸至肝包膜处的带状强回声结构。

3. 肝内钙化灶

为肝内强回声光点，不伴有胆管扩张。

（四）临床评估

超声是胆管结石首先的检查方法，但肝外胆管结石诊断较胆囊结石困难，且检出率较肝内胆管结石低。原因是胃肠气体干扰及胆汁对比条件差等。临床上对高度怀疑胆管结石而又未能显示结石的患者，采用脂餐法、饮水法或胸膝位法，可提高肝外胆管结石的检出率。

第二节　急性胆囊炎

急性胆囊炎是指细菌感染胆囊而发生急性炎症改变的疾病。多由胆囊结石梗阻引起，也可为非结石性急性胆囊炎。

临床表现主要有右上腹疼痛，持续性加重，向右肩和右腰背部放射，伴有恶心、呕吐。结石性急性胆囊炎主要表现为胆绞痛，非结石性胆囊炎主要以右上腹持续性疼痛为主。单纯性胆囊炎症状较轻，疼痛局限于胆囊区。化脓性胆囊炎呈剧痛，有尖锐刺痛感，疼痛范围大，病变常累及胆囊周围组织甚至累及腹膜，引起腹膜炎。疼痛阵发性加剧时，患者常有吸气性抑制。随着疼痛的加剧，轻者表现为畏寒、发热，重者表现为寒战、高热。多数患者出现 Murphy 征阳性，即右肋下胆囊区深压痛与触压时深呼吸受限。

一、超声表现

1. 急性单纯性胆囊炎

胆囊轻度增大，胆囊壁轻度增厚，胆囊腔饱满，有时可见细小的炎性渗出光点。无特异性声像图改变，应密切结合临床表现进行诊断。

2. 急性化脓性胆囊炎

胆囊肿大，胆囊壁弥漫性增厚，厚度多大于 5 mm，多呈向心型，部分呈偏心型，胆囊壁水肿常呈“双壁”征，部分病例壁回声可增厚减弱。胆囊壁各层界限模糊，浆膜层和黏膜层回声增强。囊腔内常可见细点状、斑块状低回声团块，为炎性渗出物、坏死组织和淤积的胆汁混合而成（图 5-6）。大部分患者胆囊腔内可见到结石强回声，尤其在胆囊颈部常可见嵌顿的结石。胆囊 Murphy 征阳性。

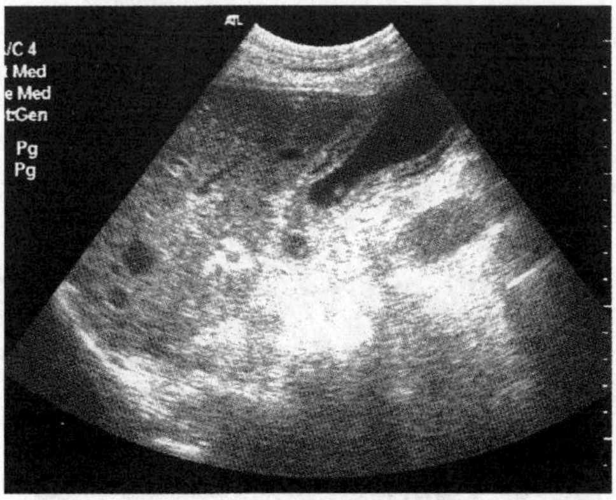

图 5-6　急性化脓性胆囊炎

3. 急性坏疽性胆囊炎

在急性化脓性胆囊炎特征基础上，胆囊壁明显增厚，且厚薄不均，回声杂乱，强弱不等并呈多层低回声带（图 5-7）。气性坏疽时，并可见胆囊腔内气体强回声。

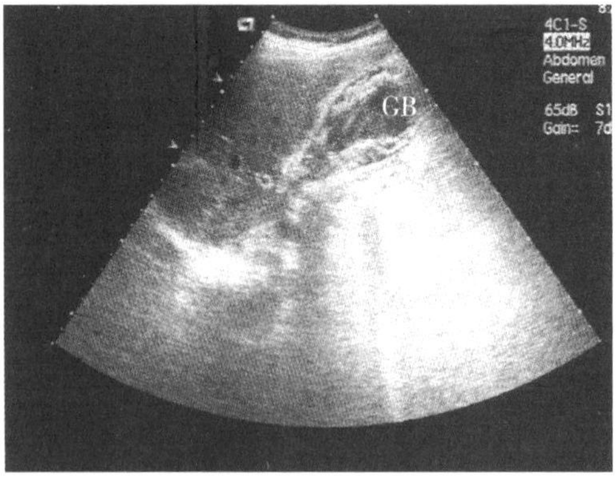

图 5-7　急性坏疽性胆囊炎

4. 常见并发症

胆囊穿孔是急性胆囊炎常见的并发症，常并发于急性坏疽性胆囊炎。穿孔部位的胆囊壁连续性中断。穿孔部位和程度不同可形成不同的超声表现。如穿孔部位发生在胆囊床部位，常常形成胆囊周围脓肿，胆囊周围出现边界不清的无回声暗区，暗区内可见大量的细小光点（图 5-8），如穿孔部位位于胆囊底部时，多形成局限性腹膜炎，表现为局限性包裹性无回声暗区，暗区内可见不均匀的光点或强弱不等回声。严重时形成弥漫性腹膜炎，表现为腹膜增厚，回声强弱不等，分布不均匀，腹腔可见范围不一的积液。胆囊出血也是常见并发症之一，表现为胆囊腔内见细小低回声光点，或凝聚成后方无声影、可随体位改变移动的团块。

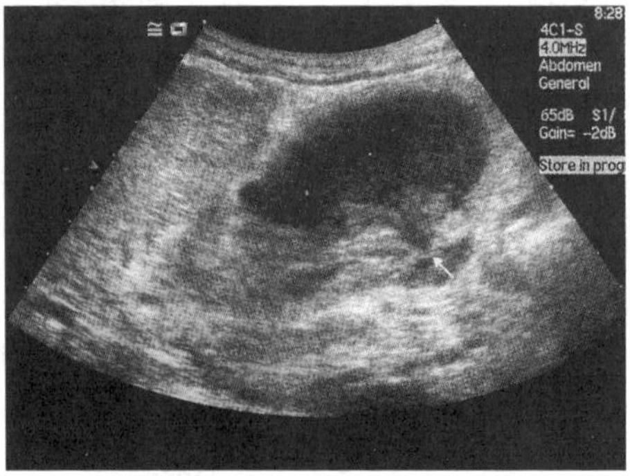

图 5-8　胆囊穿孔

二、诊断要点

胆囊肿大，胆囊 Murphy 征阳性，胆囊壁弥漫性增厚，呈“双壁”征，囊腔内强回声结石，或细点状回声，胆囊周围无回声区。

三、鉴别诊断

1. 胆囊增大

如因胆管梗阻引起的胆囊体积增大，胆囊壁薄而光滑，压痛不明显，常可发现造成胆管梗阻的原因。

2. 胆囊壁增厚

餐后、急性肝炎、肝硬化、右心衰竭、腹腔积液等均可引起胆囊壁增厚，呈双边，应结合临床进行鉴别，慢性胆囊炎和胆囊腺肌症的胆囊壁增厚，胆囊不肿大，胆囊 Murphy 征阴性。

四、临床评估

超声能根据胆囊腔的大小、壁的变化、囊腔内的回声和胆囊周围回声的变化，不仅能迅速对急性胆囊炎进行诊断，而且可以对其引起的并发症进行诊断，是临床急诊急性胆囊炎首选的影像学诊断方法。

第三节 急性化脓性胆管炎

急性化脓性胆管炎是指在胆管发生的化脓性胆管炎症。该病发病急，病势凶险。国内报道该病的因病死亡率为 4.5%~43.5%，国外报道该病的因病死亡率为20%~87.5%。

临床上主要包括急性胆管系统感染、急性中毒性休克和急性中毒性中枢神经系统损害等方面的症状。主要表现为 Reynolds 五联征，即腹痛、畏寒发热、黄疸、休克、意识障碍等。

一、超声表现

肝外胆管明显扩张，管壁增厚，回声增强。管腔内可见细密点状或絮状回声，并可见低回声或中等不定形物。胆管内常可见结石或胆管蛔虫回声。胆囊明显增大，肝内胆管扩张。产气杆菌感染时，胆管内可见气体强回声。

二、诊断要点

胆管扩张，壁增厚模糊，管腔内可见细密点状回声、临床有急性胆管感染症状。

三、鉴别诊断

1. 硬化性胆管炎

表现以胆管壁明显增厚，回声增强，管腔多狭窄为特征。

2. 胆管结石急性梗阻

两种疾病均可见胆管扩张，并常有结石回声。但急性梗阻性化脓性胆管炎临床感染症状明显，而胆管结石急性梗阻虽发病急骤，但无急性感染症状。

四、临床评估

超声检查能对大部分急性梗阻性化脓性胆管炎迅速、准确进行诊断。能将其与其他急腹症进行鉴别，是一种有效的诊断急性梗阻性化脓性胆管炎的影像学方法。

第四节　胆囊癌

胆囊癌是指发生于胆囊上皮的恶性肿瘤。胆囊癌比较少见，仅占恶性肿瘤的 0.3%~6%。我国对全国 3 922 例胆囊癌患者临床流行病调查结果显示，胆囊癌发病率占胆管疾病的 0.4%~3.8%，合并胆囊结石的占 49.7%，男女比为 1 ∶ 1.98,发病高峰年龄为 60~70 岁。胆囊癌的病因不明，与胆结石、瓷器胆囊、胰胆管异常连接和慢性特异性肠道炎症等有关。60%发生于胆囊底，30%发生于胆囊体，10%发生于胆囊颈。

胆囊癌无特殊的临床表现，临床表现酷似胆囊炎，还可表现为黄疸。消化道主要表现为上腹部胀气不适、食欲不振、恶心呕吐，进行性消瘦。触诊时在右上腹胆囊区可触及肿块，肿块质地坚硬、结节状、表面不光滑。晚期可出现腹腔积液。

一、超声表现

胆囊癌的二维灰阶声像图可分为 4 种类型。

1. 隆起型

好发于胆囊颈部，可单发或多发。超声可见向腔内突出的中等回声或低回声团块，呈乳头状、蕈伞状或结节状，基底较宽，表面不平整，胆囊壁回声中断。病灶一般较小，多为 1~2.5 cm。常合并多发结石时，应仔细扫查，以免漏诊。

2. 厚壁型

胆囊壁呈弥漫性或局限性增厚，病灶多呈低回声，以颈部和底部多见，黏膜线不平整，回声中断。需与慢性萎缩性胆囊炎和胆囊腺肌症相鉴别。

3. 混合型

该型较多见。胆囊壁呈局限性或弥漫性增厚，伴向囊腔内突出结节状或蕈伞状低回声或中等回声团块。

4. 实块型

胆囊体积增大，胆汁液区基本消失，代之以实性低回声的肿块，边缘不规则，内部回声不均匀、杂乱，其内常可见结石强回声或不均匀的斑点状强回声。该型常侵犯肝脏及胆囊周围组织，而使肿块与受侵犯的组织界限不清（图 5-9）。

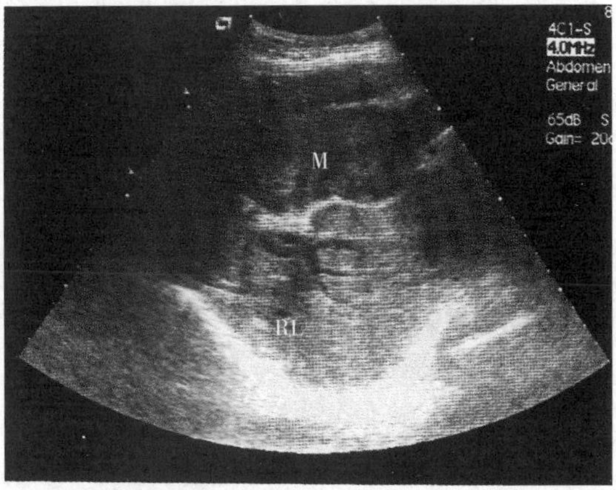

图 5-9 实块型胆囊癌

彩色多普勒超声显示病变基底和内部有较丰富的血流信号；频谱多普勒显示为动脉血流，多呈高速高阻型。有研究显示超声造影病变区动脉相呈高增强，消退早于肝实质。

二、诊断要点

胆囊内实性团块回声或胆囊壁局限性或弥漫性增厚，表面不平整，胆囊壁回声中断，病变内部有动脉血流信号。

三、鉴别诊断

1. 胆囊腔内血凝块、黏稠脓液

胆汁声像图呈实性改变时，与胆囊癌鉴别困难；但仔细观察胆囊轮廓光整，外壁光滑连续，CDFI 内无血流信号。

2. 慢性胆囊炎、胆囊腺肌症

胆囊腺肌症表现为胆囊壁增厚，壁内可见小囊状结构，壁内强光点伴“彗星尾”征；慢性胆囊炎囊壁连续无中断。CDFI 显示内部均无明显血流信号。厚壁型胆囊癌壁呈不规则局限性或弥漫性增厚，壁内一般无小囊状回声。

四、临床评估

超声能实时显示胆囊癌的部位、范围及其向周围组织侵犯情况，是临床公认的诊断胆囊癌的首选检查方法。胆囊癌是胆管系统常见的恶性肿瘤，恶性程度较高，预后较差，早期诊治极为重要。因此对于年龄 50 岁以上，胆囊内大于 10 mm 的隆起性病变，并伴有结石和局部胆囊壁增厚的患者，应严密超声监测，对早期诊断有重要价值。胆囊癌进行 X 射线胆囊造影时，多不显影。CT 能较清晰地显示胆囊癌组织的图像，能为判断胆囊癌的浸润及扩散情况提供有价值的信息。MRI 诊断胆囊癌的敏感性和特异性不优于超声。

第六章
胰腺超声诊断

第一节　胰腺炎症性病变

一、急性胰腺炎

急性胰腺炎是临床腹部外科最为常见的疾病之一，病因较多，常见有胆胰管梗阻、饮酒过量、暴饮暴食、手术、内分泌与代谢功能障碍（高钙血症、高脂血症）等，常见临床表现为发热、腹痛、腹胀、腹膜炎、恶心呕吐、黄疸及休克等，临床上分为水肿型胰腺炎和出血坏死型胰腺炎。水肿型胰腺炎临床常见，症状较轻，预后较好；出血坏死型胰腺炎病情凶险，进展急剧，病死率很高，不仅仅表现为胰腺的局部炎症，而且常常涉及多个脏器，如果处理不当可发生严重并发症，如常合并败血症、ARDS、低血钙等，可至死，因此提高诊断率，及早发现，积极治疗，减少误诊，对于临床意义重大。

（一）超声诊断标准

1. 水肿型胰腺炎

水肿型胰腺炎多呈弥漫性肿大（图 6-1），声像图多表现为形态饱满，体积增大，边界清晰，实质回声减低，分布较为均匀，透声性增加，后方回声增强；少数病例可见胰腺局限性肿大，常发生在胰腺头部和尾部，或与局限性胰腺导管阻塞有关。

2. 出血坏死型胰腺炎

声像图表现胰腺体积的重度肿大，严重时可达正常值的 2~4 倍，胰腺边界不清楚，边缘不规则。胰腺实质回声因出血、坏死而变得不均匀，其间可见小片状无回声区分布（图6-2）。胰腺毗邻组织受累，出现炎症渗出，于胰周探及低回声带，或斑块状强回声。胰管显示清楚，管径不粗或稍增粗，胰管内壁光滑。胰周积液或脓肿及假性囊肿形成（图 6-3），也可有腹腔积液、胸腔积液、肠腔扩张、积液或积气。

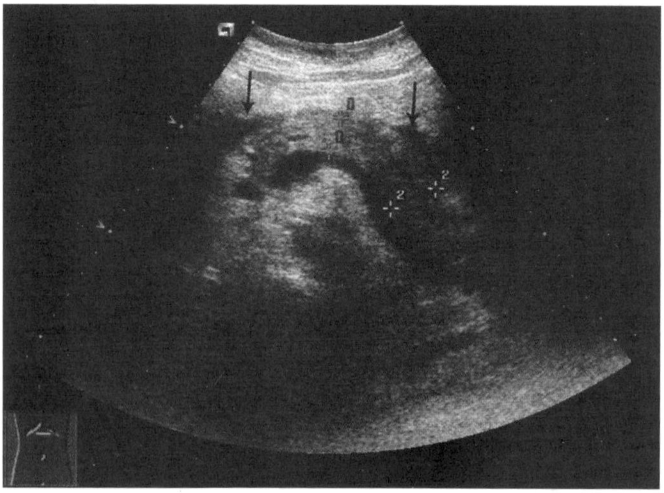

图 6-1　急性水肿型胰腺炎声像图，超声检查示胰腺外形增大，主胰管轻度扩张，胰周见低回声层（箭头所示）

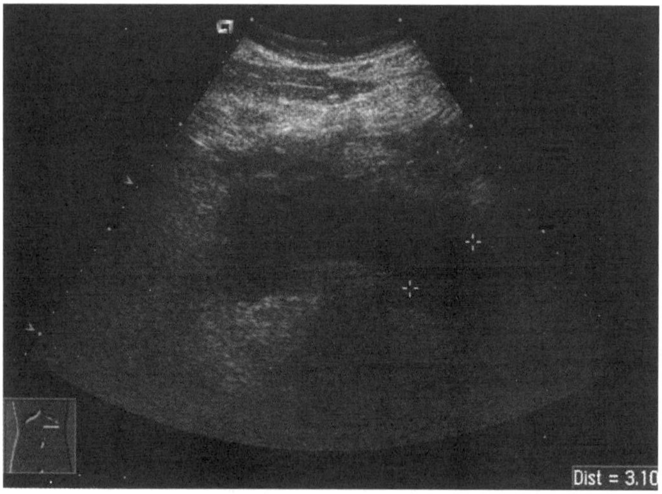

图 6-2　出血坏死型胰腺炎，胰腺明显肿大，回声减低，轮廓不清，胰腺后方脾静脉受压变细，显示不清

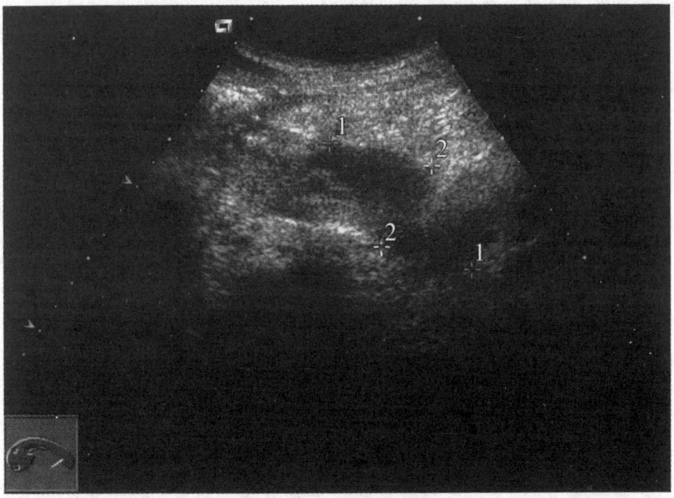

图 6-3　胰腺体尾部周边可见不规则液性暗区，为胰周积液

（二）鉴别诊断

急性胰腺炎的诊断依赖典型的临床体征和异常的血尿淀粉酶水平的改变，声像图的改变在胰腺炎的诊断中也有举足轻重的参考价值，但声像图的改变往往滞后于生化指标的改变。

1. 与胰腺癌相鉴别

主要是局限性胰腺炎与胰腺癌的鉴别。胰腺癌常为实性、低回声、形态不规则肿块，边界不清、呈浸润或膨胀性生长，包块远场回声减低，胰管在肿块处突然变细、远端扩张。必要时行超声引导下活检。

2. 与慢性胰腺炎相鉴别

超声检查慢性胰腺炎时可见胰腺体积不大，回声增强，胰管内的结石等特征都是鉴别要点，此外结合临床表现和生化指标，常不难鉴别。

二、慢性胰腺炎

慢性胰腺炎是指在胰腺上反复发作或持续存在的炎症病变。病理改变为胰腺实质及胰管广泛慢性纤维化、伴局灶性坏死及钙化或胰管阻塞，腺泡和胰岛细胞萎缩，导管僵硬，管腔内常见结石或钙化灶形成，部分病例可见假性囊肿形成；其临床一般表现为，持续存在或者反复发作，其中 1/3～2/3 是急性胰腺炎反复发作的结果，亦无急性胰腺炎发作的病史。

（一）超声诊断标准

声像图表现常因其病理类型的差异而不同。

（1）病情早期或急性发作期胰腺大小正常，形态饱满，体积轻度肿大，局限性肿大。其中胰腺大小正常的占 25%~60%。

（2）胰腺体积变小、萎缩、僵硬、与毗邻组织边界不清，是超声诊断慢性胰腺炎的重要依据。

（3）胰腺的慢性炎症过程，会导致胰腺实质的纤维化，声像图上表现为回声强度较正常增加，有的可见实质内钙化灶、结石，呈点、簇或片状分布，后方伴声影（图 6-4、图 6-5）。

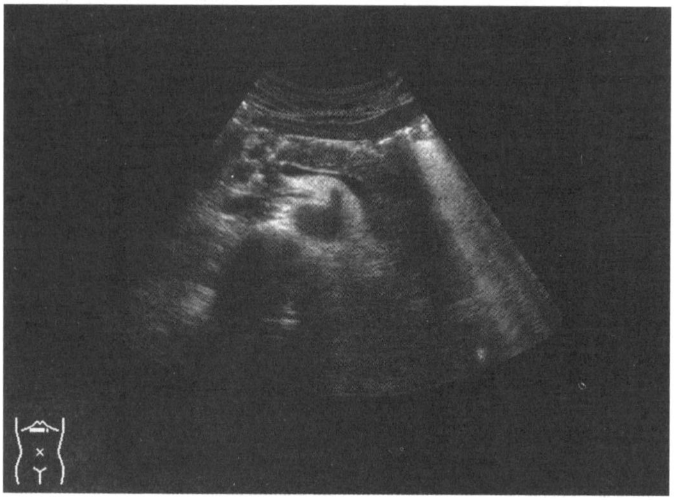

图 6-4　超声检查发现胰头多发强光斑，提示为慢性胰腺炎伴胰头多发钙化斑

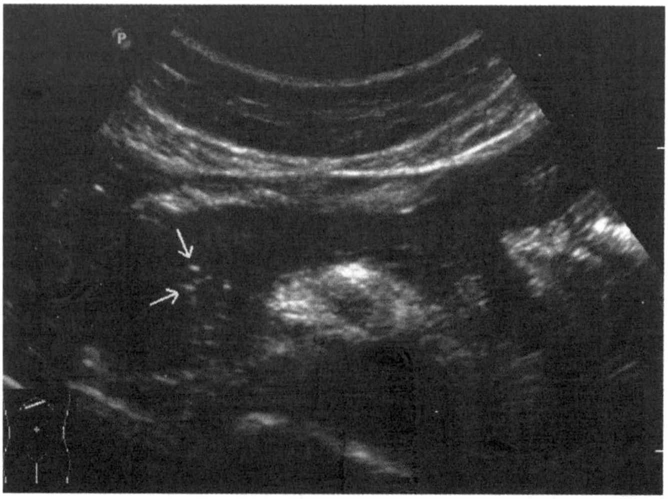

图 6-5　慢性胰腺炎，超声检查示胰头局限性肿大，内见多个细小强光斑

（4）主胰管走形僵硬扭曲、管壁增厚、管径粗细不均（图 6-6）。管腔内常可见多发结石，呈串珠样分布，后方伴有声影（图 6-7）。

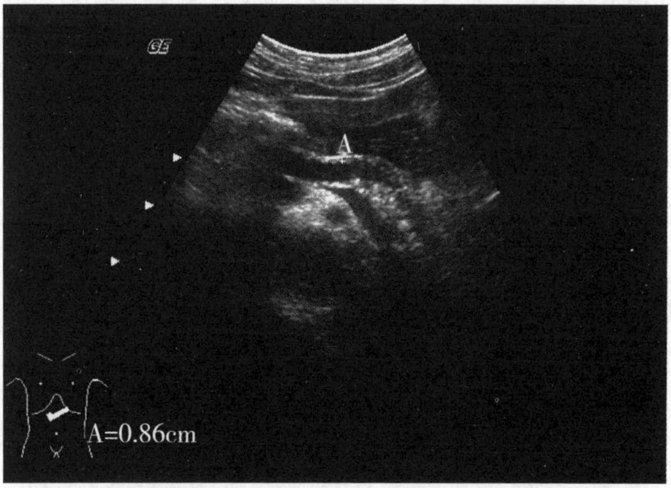

图 6-6　胰腺萎缩伴主胰管扩张，胰尾后缘回声呈高回声光斑

主胰管内径为 0. 86 cm

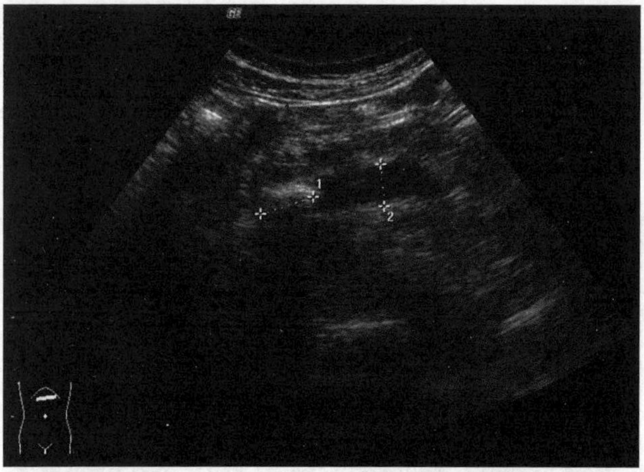

图 6-7　胰腺外形增大，胰颈部胰管内结石伴扩张

（5）胰腺假性囊肿的形成在声像图上为特征性表现，囊壁厚薄不均匀，囊内可见细密的点状回声漂浮。

（二）鉴别诊断

1. 慢性胰腺炎与全胰腺癌鉴别

胰腺癌具有恶性肿瘤特征的超声表现：①癌肿具有占位效应，其呈膨胀性或浸润性生长，胰腺形态会发生显著变化。②毗邻器官组织受挤压移位。③包块后方回声衰减。④胰腺周围及腹膜后常可见肿大的淋巴结。而慢性胰腺炎，形态固缩，回声增粗不均，且多伴有胰腺内钙化灶形成，通常无占位效应或浸润侵犯周围组织结构征象。

2. 慢性局限性胰腺炎与胰腺癌鉴别

较难，需结合多种影像学检查，近来超声造影技术已经有较高鉴别诊断价值，但必要时仍需超声导向穿刺活检。

慢性胰腺炎与老年人胰腺鉴别相对简单，其中老年人胰腺体积萎缩，腺体回声增强。

三、慢性局限性胰腺炎

慢性局限性胰腺炎又称肿块性胰腺，是胰腺炎中少见的病理形态学改变，因其局部发生、常累及胆管并引起黄疸等的特点，在日常工作中极易误诊为肿瘤，影像学鉴别难度大。

病例中多发于胰头部，偶尔发生在胰尾部，表现为局部轻度肿大，肿块边界欠清晰（图6-8、图6-9）。内部回声与慢性胰腺炎所处病期有关，若系慢性胰腺炎急性发作时，病变区较周边的胰腺组织明显减低；若局灶性纤维化后，则病变区域内以不均匀的斑点状强回声型多见。胰管可有不同程度扩张，追踪胰管可发现狭窄的胰管穿入肿块，称为“胰管穿通”征，是区别胰腺癌的特征性表现。

超声造影时造影剂在正常组织和异常包块中同步出现，同步消退；而癌肿的消退明显慢于正常胰腺组织，这种方法是肿块性胰腺炎的重要鉴别要点之一。

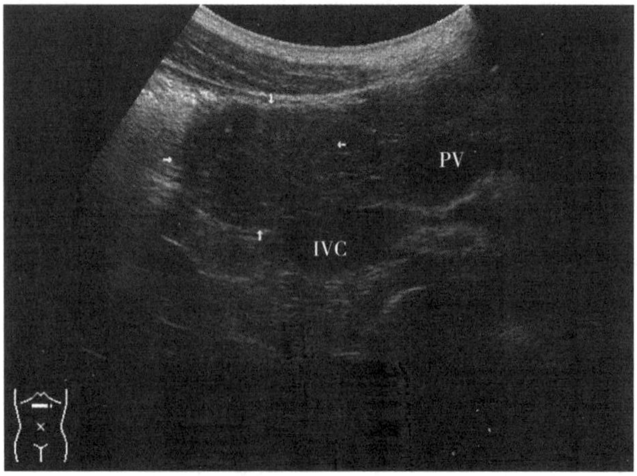

图6-8　胰头部局限性胰腺炎（箭头所示）

IVC：下腔静脉；PV：门静脉

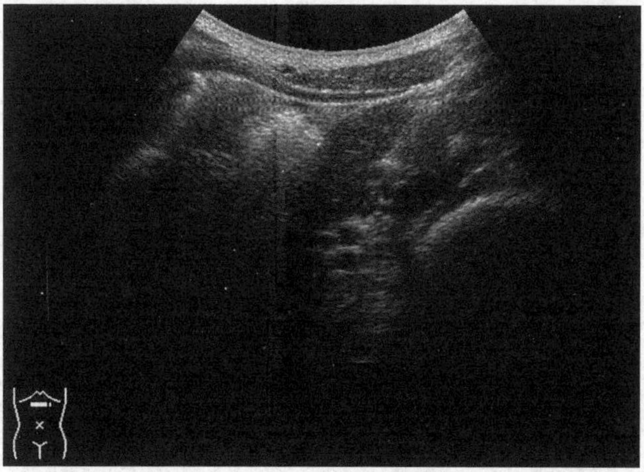

图 6-9　同图 6-8 病例，行超声引导穿刺活检后病理证实为胰腺炎

四、自身免疫性胰腺炎

自身免疫性胰腺炎（AIP）是一种特殊类型的慢性胰腺炎，由自身免疫因子介导，形态上表现为胰腺体积弥漫性肿大、胰管增厚、管腔不规则狭窄，血清中 IgG4 升高。

由 Sarles 等于 1961 年首次报道病例，1995 年日本的 Yoshida 等首次提出自身免疫性胰腺炎（AIP）的概念，是慢性胰腺炎的一种独立分型。其发病机制尚不清楚，可能与自身免疫性疾病相关，故又称为自身免疫相关性胰腺炎。目前国外文献报道，AIP 发病率不超过慢性胰腺炎的 6.6%，男女平均发病年龄分别为 62.2 岁和 55 岁。

AIP 的大体病理学特征为弥漫性变硬和致密性增大，炎症可累及胆管系统，受累胆管变硬、狭窄，类似原发性硬化性胆管炎，因此，自身免疫性胰腺炎主要表现为梗阻性黄疸、胰腺弥漫性增大、纤维化伴淋巴浆细胞浸润和主胰管不规则狭窄，临床常有轻度上腹部疼痛、消瘦以及血糖升高等表现。本病除胰腺病变外，可伴有胰外表现，并发其他自身免疫性疾病。

目前 AIP 尚无统一的全球公认诊断标准，但普遍认为血清 IgG4 增高对诊断有重要意义。AIP 其自身在临床表现、血清学和组织学上具有一定特点，在影像学上更具有自身特殊征象声像图或者影像表现，但是此类征象皆缺乏特异性。

（一）超声诊断标准

（1）典型的 AIP 的超声表现为胰腺弥漫性增大，回声减低呈“腊肠样”

（图 6–10 至图 6–12），部分病例病变可局限，多见胰头部，主胰管不规则狭窄。

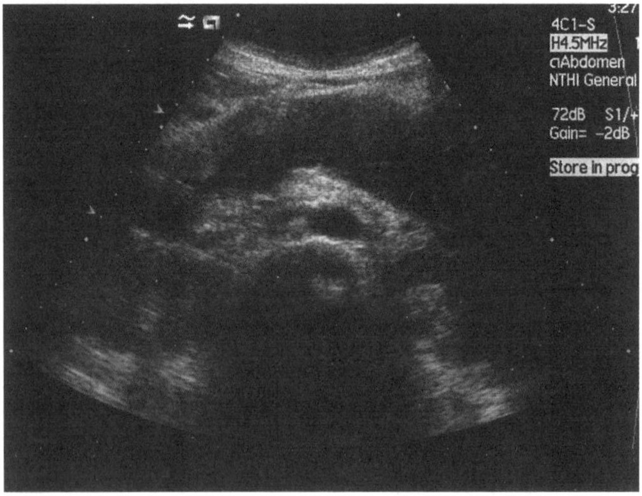

图 6–10 患者，女，64 岁，腹部不适、皮肤瘙痒入院，超声发现胰腺弥漫性大伴回声减低，边界尚清，周围未见明显液性暗区

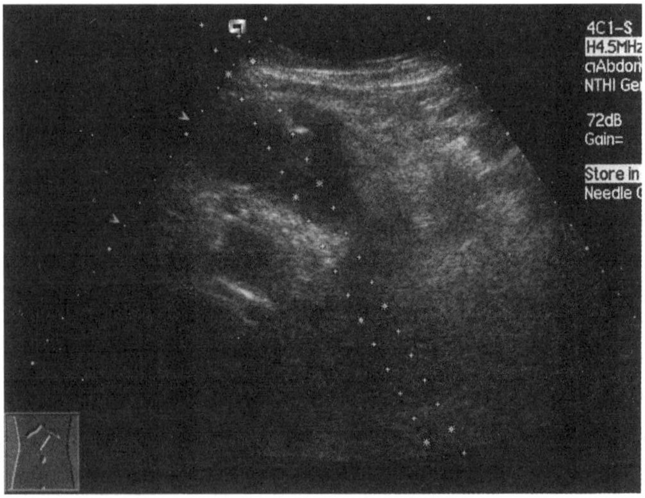

图 6–11 同图 6–10 病例，血清 CA19–9 增高，为明确诊断，行超声引导穿刺活检，病理报告为胰腺纤维组织增生伴淋巴细胞浸润，形态符合自身免疫性胰腺炎诊断

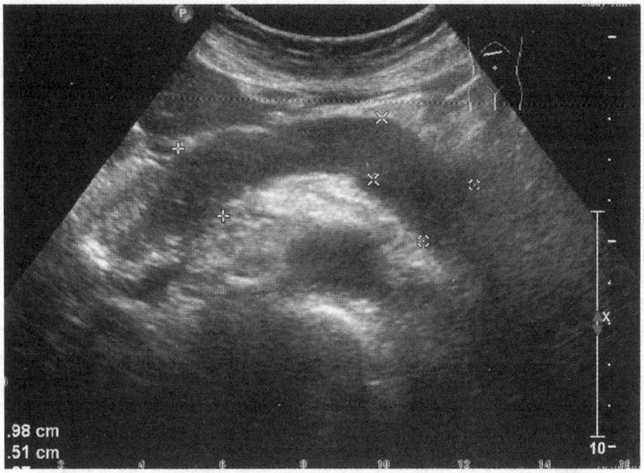

图 6-12 同图 6-10 病例，激素治疗后 2 个月，胰腺肿胀程度明显减轻

(2) 胰腺组织内很少出现点、团状强回声。

(3) 病例中超过半数的患者胆总管胰腺段变细，出现不同程度的阻塞性黄疸。

(4) 胰腺周围很少探及异常无回声区。

(5) 多数病例无胆囊结石及饮酒史等胰腺炎诱因。

对不典型 AIP 可行穿刺活检取得病理依据，还可行激素试验性治疗，如疗效满意可以考虑此病可能。

声像图表现+活检组织结果+IgG4+实验性激素治疗有效即可诊断。

(二) 鉴别诊断

AIP 与胰腺癌鉴别要点：①AIP 主胰管不规则狭窄，胰腺癌侵犯导管时，管腔会突然中断，远端导管扩张。②AIP 胰腺实质均匀肿大，胰腺癌除肿块处胰腺大外，肿块远处的胰腺组织正常或萎缩。③AIP一般不侵犯胰腺毗邻器官，胰周及腹膜后的淋巴结肿大不明显。

第二节 胰腺囊性病变

胰腺囊肿是由多种原因所致的胰腺囊性病变，可分为真性囊肿和假性囊肿两类。真性胰腺囊肿少见，包括先天性囊肿和潴留性囊肿。假性囊肿较真性囊肿多见，多在胰腺炎症之后发生，囊肿为胰周组织包裹渗出液和胰液而成，体积较大，多有明显的临床症状。

一、真性囊肿

胰腺真性囊肿是指原发性或继发于胰腺组织本身的胰腺囊性肿块，一般较小，囊壁来自腺管或腺泡上皮组织。其区别于假性囊肿的最主要的特点为真性囊肿囊壁内覆盖有上皮细胞，而假性囊肿则无上皮细胞覆盖。

（一）真性囊肿分类

1. 先天性囊肿

又称先天性多囊胰，因胰腺导管、腺泡发育异常所致，多见于小儿，与遗传因素有关。超声显示胰腺实质内单个或多发的圆形或椭圆形无回声区，边界清晰，后壁回声增强。因囊肿较小，多发密集的小囊肿往往不能显示其液性囊腔，仅表现为胰腺实质回声明显增强而不均匀。如胰腺呈多囊结构，并显示有多囊肝或多囊肾时则有助于先天性多囊胰的诊断。先天性多囊胰极少见。

2. 后天性囊肿

（1）潴留性囊肿：为较常见的真性囊肿，由于胰腺炎症、胰管狭窄或阻塞引起胰液潴留而形成。超声显示胰腺实质内无回声暗区，多为单发，体积不大，位于主胰管附近的胰实质内。有时可见暗区与扩张的胰管相通。如出现慢性胰腺炎的超声图像则有助于本病的诊断（图6-13、图6-14）。

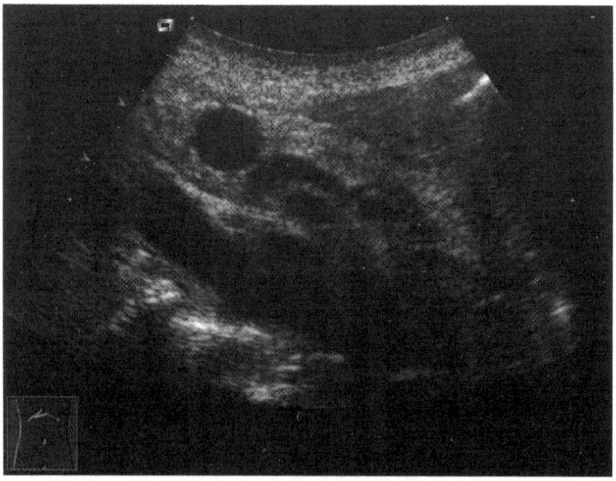

图6-13　胰头部囊肿

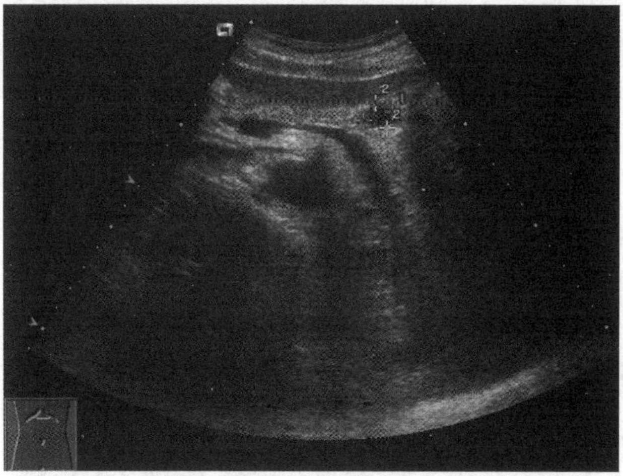

图 6-14　胰尾部囊肿

（2）增殖性囊肿：包括胰腺囊腺瘤、囊腺癌。超声图像见本节的“囊腺瘤与囊腺癌”。

（3）寄生虫性囊肿：主要为发生于胰腺的包虫囊肿。本病为吞食细粒棘球绦虫卵引起的一种疾病，多发生于肝，偶见于胰腺。超声显示囊肿呈圆形，壁厚、回声增强，内为无回声区，如有子囊或头节可见囊壁有高回声突起或囊中的高回声团。

（二）鉴别诊断

（1）与胰周血管断面鉴别，应用彩色多普勒可加以鉴别。

（2）与假性囊肿鉴别，假性囊肿多在胰腺炎病史后出现，且囊肿较大，形态不规则，囊腔内可见絮状坏死组织回声。

二、假性囊肿

胰腺假性囊肿是继发于急、慢性胰腺炎、胰腺外伤或胰腺手术后。因囊壁本身无上皮细胞故称假性囊肿。系由于胰液、渗出液和血液等的聚积，刺激周围组织，继而纤维组织增生包裹形成，多位于胰腺的周围，少数位于胰内，一般较真性囊肿大。临床特点有急性胰腺炎、慢性胰腺炎或上腹部外伤史，上腹痛、腹胀以及上腹部可触及囊性包块。

（一）超声诊断标准

胰腺或胰周部位探及圆形、椭圆形或不规则形无回声区，早期因囊壁不成熟，其边缘显示模糊或不完整，以后囊壁增厚至数毫米，囊壁强回声清晰规整。一般囊肿体积较大，与胰腺关系密切。彩色多普勒显示囊腔内无血流信号（图 6-15）。有坏死组织或继发感染者囊内可探及絮状低回声团块（图 6-16）。囊肿随体积增大可压迫及挤压周围器官，引起相应临床症状及超声表现。假性囊肿自发性破裂时，患者突然腹痛，超声显示囊肿变小，壁不完整及腹腔积液。

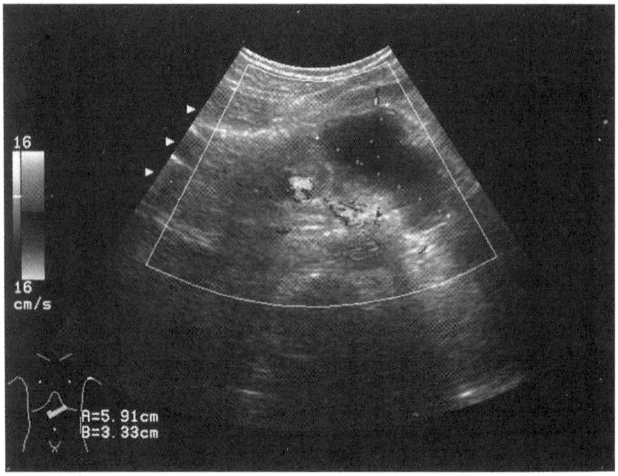

图 6-15　囊腔内无血流信号，囊肿范围大小为 A×B=5.91 cm×3.33 cm

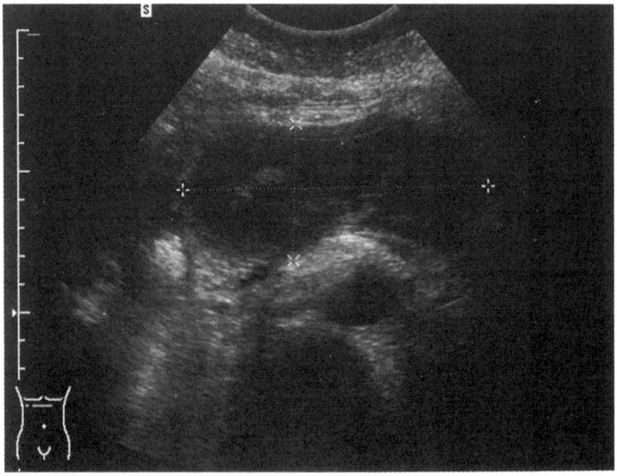

图 6-16　胰腺假性囊肿伴坏死组织

（二）鉴别诊断

胰腺假性囊肿多数为急慢性胰腺炎的并发症之一，结合临床病史可以与真性囊肿区别。与真性囊肿相比假性囊肿壁较厚，出现坏死物时内伴杂乱回声，假性囊肿多凸向胰腺外周，并伴有胰腺实质回声改变。胰尾部的假性囊肿可以通过呼吸运动与脾囊肿及肾上极囊肿鉴别。

三、囊腺瘤与囊腺癌

胰腺囊腺瘤为发生于胰腺组织的囊性肿瘤。根据 1978 年 Compagno 提出的病理分型，可分为浆液性囊腺瘤和黏液性囊腺瘤。目前仍不能确定囊腺瘤的起源，但多数学者认为来源于胰腺导管上皮囊性增生。肿瘤生长较慢，多见于女性，早期临床症状多不典型，仅有轻微的右上腹痛和消化道症状，易被忽略。肿瘤较大，引起压迫症状或体检时才被发现。

1. 浆液性囊腺瘤

属于良性，肿瘤由多数内含浆液微小囊组成或大小囊混杂，可有中央星形瘢痕。小囊内衬以单层扁平上皮，不分泌黏液，肿瘤有完整的包膜，表面平滑，囊内不形成乳头，无恶变倾向。

2. 黏液性囊腺瘤

由较大的单房和多房囊肿组成，囊壁厚薄不均，内衬以高柱状上皮，分泌黏液，各囊间为纤维结缔组织形成间隔，厚薄不一，内壁可见乳头状结节突起。有恶变成为囊腺癌的倾向。胰腺囊腺瘤的囊腔与胰管不通，囊液中淀粉酶含量不高。

3. 黏液性囊腺癌

较为罕见，呈多囊腔，囊壁细胞呈柱状或乳头状生长，伸到腔内甚至充满囊腔。可向肝内转移。一般认为，囊腺癌由囊腺瘤转变而来。

（一）超声诊断标准

1. 浆液性囊腺瘤

肿瘤呈圆形，边缘平滑，境界清晰，内部为无数大小不等的无回声小囊，组成密集蜂窝状结构，有时因多数囊肿微小超声表现为类似实质性肿块的高回声或低回声灶（图 6-17），但后方回声增强为其特征。

2. 黏液性囊腺瘤

肿块呈类圆形或分叶状，包膜完整，囊壁轮廓清晰。内呈多房囊性结构，囊腔可大于 2 cm，可有较厚的强回声分隔带（图 6-18A），囊壁较厚，内壁欠平整，可有乳头状结构向腔内突起。超声造影显示乳头状突起和分隔回声带可见造影剂增强（图 6-18B）。

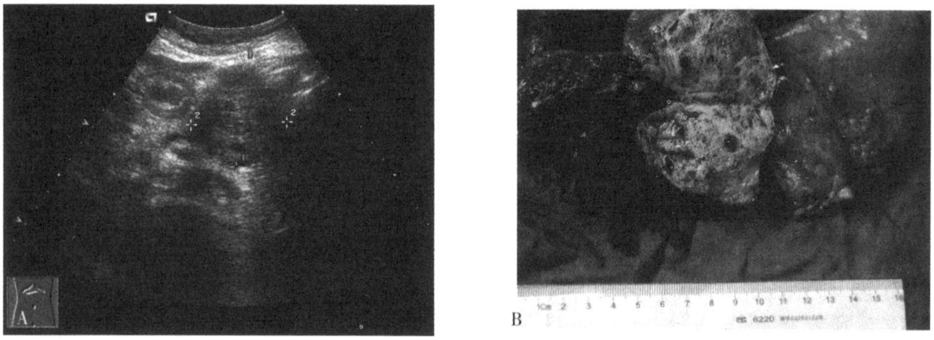

图 6-17　浆液性囊腺瘤

A. 超声检查示胰腺体部一类圆形囊实性占位，内可见多个无回声小囊，呈蜂窝状。超声诊断为胰腺囊实性占位；B. 术中切开肿瘤可见纤维成分构成的蜂窝状结构，囊腔较小；术后病理证实为浆液性囊腺瘤

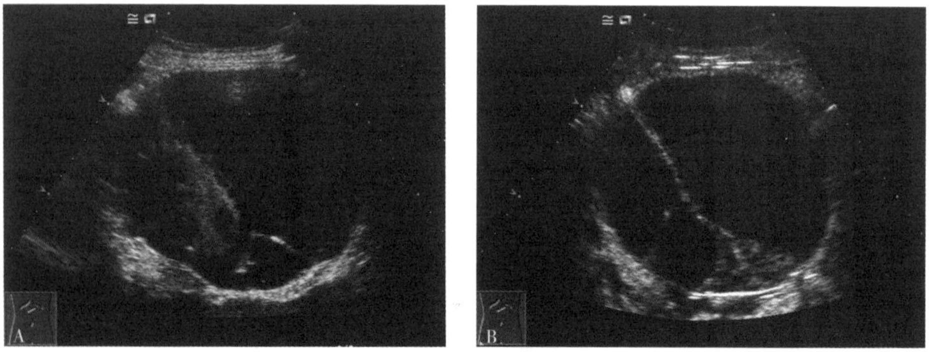

图 6-18　黏液性囊腺瘤

A. 患者，女，45 岁，左上腹胀痛半年，超声检查发现胰腺尾部囊性占位伴分隔，分隔回声较强，超声诊断为胰尾部囊性占位，首先考虑黏液性囊腺瘤；B. 超声造影显示囊内分隔造影剂增强，分隔旁絮状回声无增强，易考虑坏死物；手术病理证实为胰腺黏液性囊腺瘤

3. 胰腺囊腺癌

影像学和术中肉眼所见均很难与胰腺囊腺瘤相鉴别，只能根据病理检查而确诊。但可见恶性肿瘤间接征象：①二维超声，显示肿块囊壁实性成分较多或小乳头状形态不规则（图 6-19A），囊壁有模糊残缺的浸润性特征，进一步发现周围淋巴结转移和肝转移征象则有诊断价值（图 6-19B）。②彩色多普勒超声，囊腺癌内血供丰富，易检出血流信号（图 6-20），如肿瘤侵犯周围血管，出现相应的超声表现。

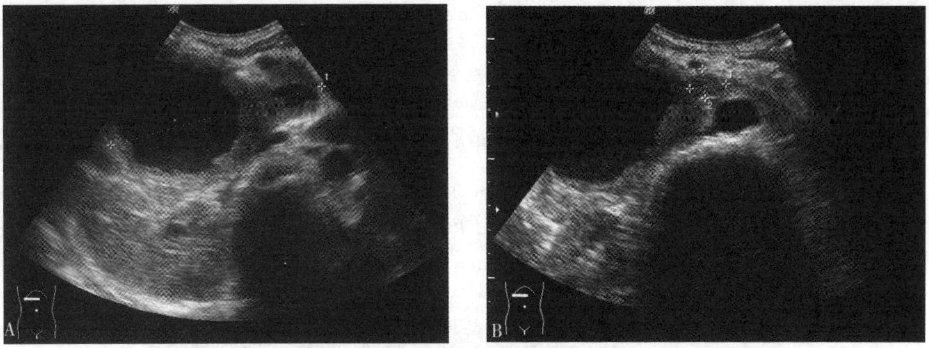

图 6-19　胰腺囊腺癌

A. 患者，男，53 岁，腹胀伴黄疸，超声检查示胰头部巨大囊实性占位，囊壁不规则增厚伴主胰管扩张，病理证实为黏液性囊腺癌；B. 腹主动脉旁淋巴结肿大，提示囊腺癌伴淋巴结转移

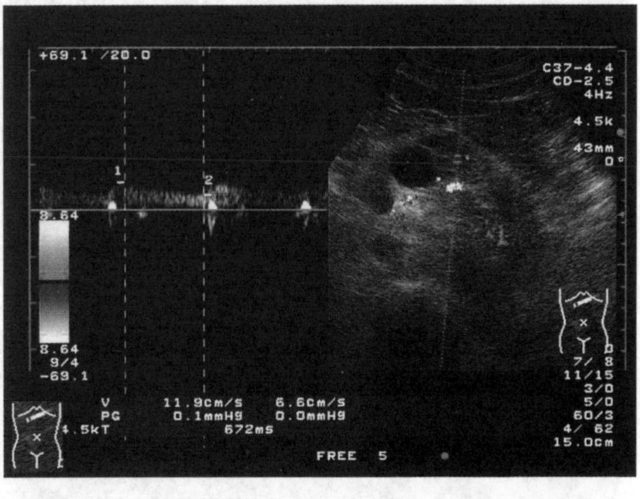

图 6-20　彩色多普勒显示胰腺囊腺瘤内探及动脉频谱

（二）鉴别诊断

1. 胰腺癌

主要与浆液性囊腺瘤鉴别，前者内部为实性低回声，后方回声衰减明显，常伴胰管扩张，肿块内几乎无血流信号。

2. 胰腺假性囊肿

主要与黏液性囊腺瘤鉴别，假性囊肿囊壁内部无乳头状突起，有胰腺炎或胰腺外伤的病史。

3. 胰岛素瘤

有明确的低血糖病史，肿瘤较小，圆形实性肿物，内部血流丰富，较容易鉴别。

4. 囊腺瘤

病灶整体回声表现可随病灶大小及囊实性成分比例变化而变化，但典型病例均可见囊实性成分，黏液性囊腺瘤囊腔多数较大，易与其他肿瘤鉴别，少数浆液性囊腺瘤病例因囊腔很小，呈实体样回声（图6-21至图6-23），易误诊为囊实性假乳头状瘤或胰腺内分泌瘤，并需与胰腺癌鉴别，可行超声造影或其他检查鉴别。

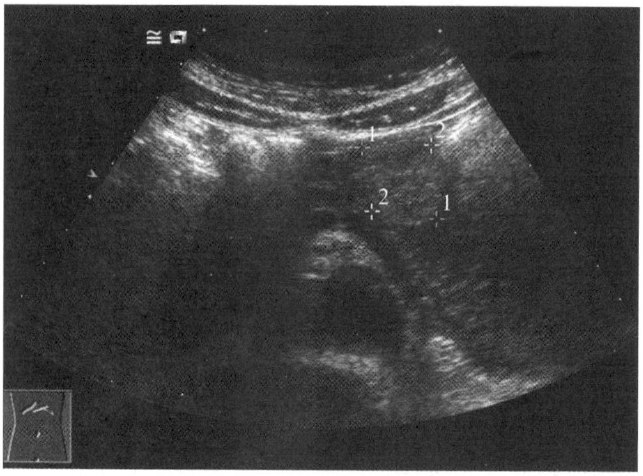

图6-21　患者，女，32岁，体检发现胰腺占位，超声检查示胰腺体尾部一圆形实质性占位，手术病理证实为浆液性肿瘤

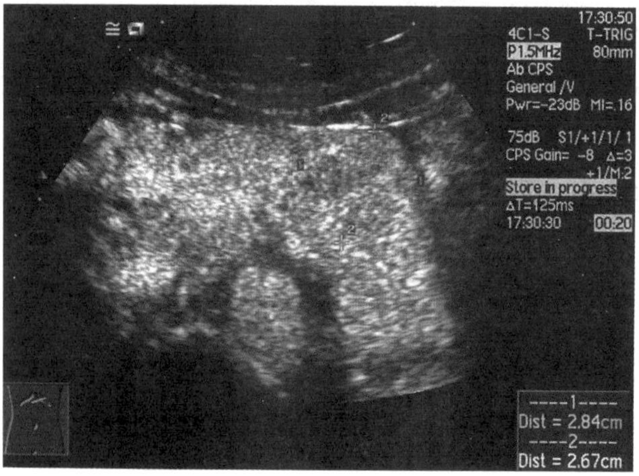

图6-22　同图6-21病例，超声造影动脉期20 s，肿瘤增强，与周围正常胰腺实质回声相近

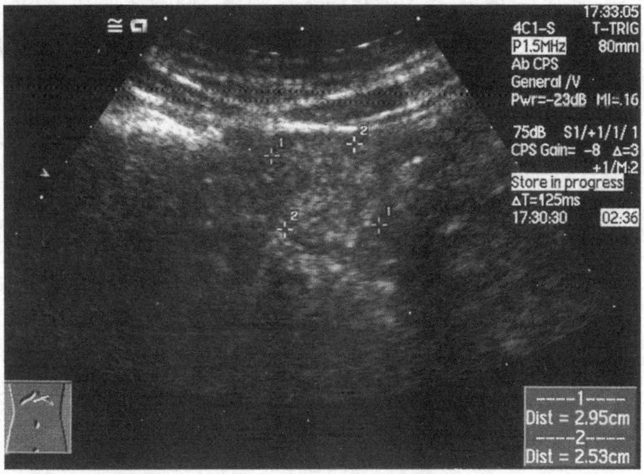

图 6-23　同图 6-21 病例，超声造影动脉期 2.5 min，肿瘤仍呈高回声，略高于周围正常胰腺实质回声

第三节　胰腺的介入性超声

20 世纪 70 年代初，国外学者开始将超声引导经皮抽吸活检技术应用于胰腺肿块，以取得良恶性病理诊断。但由于胰腺癌伴有纤维组织增生和炎症反应，早期文献报道，其诊断敏感性仅 50%～86%，而随着超声引导技术的提高和穿刺引导架及穿刺针的更新，1993 年国外学者报道超声引导自动活检（18G 穿刺针，1.2 mm 外径）可以显著改善诊断敏感性。目前，超声引导胰腺穿刺技术在国内外大中型医院已普及，穿刺项目也由原先的单纯活检，扩大到胰腺假性囊肿的穿刺引流、胰腺囊肿穿刺抽液等，具有重要的临床应用价值。

一、细针穿刺活检术

胰腺为腹膜后脏器，前方有胃及十二指肠，后方为脾动静脉、腹腔大血管，因此，在行超声引导胰腺穿刺时，应特别小心，尽可能避免损伤胃肠道及后方大血管，穿刺针应控制在 18G 或更细的穿刺针，根据肿块大小选择合适的穿刺针的活检长度，减少术后并发症的发生。胰腺肿块伴有主胰管扩张时，穿刺针应在病变组织上取材，避免损伤扩张胰管引起重症胰腺炎。个别疑难病例穿刺时还可应用抽吸式活检针，实时监控穿刺针的活检范围，并行细胞学涂片检查。

二、假性囊肿穿刺外引流术

主要应用于重症胰腺炎伴胰腺周围巨大假性囊肿形成时，可通过置管外引流减轻炎症病变，避免胰液及坏死物在腹腔内蔓延，引起腹膜炎等并发症。超声引导穿刺时，应选择合适的进针路线，胰体及胰头周围假性囊肿穿刺应注意避开胃肠道及腹壁下血管，胰尾部穿刺时应注意避开脾、左肾及结肠。

三、囊肿穿刺抽液检查

用于胰腺囊性占位时囊液定性检查，并减轻胰腺囊肿压迫症状。

第七章

妇科疾病的超声诊断

第一节　子宫肿物

一、子宫肌瘤

（一）病理

子宫肌瘤主要由子宫平滑肌细胞增生而造成，又称子宫平滑肌瘤，是女性生殖器官中最常见的一种良性肿瘤，发病率约为5%~15%，约占妇女全身肿瘤的20%。常见年龄为30~50岁。可单发，亦可多发。可见于子宫任何部位，但绝大多数（95%）发生在子宫体部。根据肌瘤所在的位置分为黏膜下肌瘤、肌壁间肌瘤、浆膜下肌瘤，若浆膜下肌瘤位于子宫体侧壁向宫旁生长，突入阔韧带两叶之间，则称为阔韧带内肌瘤。子宫肌瘤常发生一种或多种变性，如玻璃样变性、脂肪变性、囊性变及钙化等。

（二）临床表现

子宫肌瘤的临床表现与肌瘤所在的部位有关。其主要症状为子宫出血。肌壁间肌瘤表现为月经量多，经期延长，周期缩短。黏膜下肌瘤表现为阴道持续或不规则出血。浆膜下肌瘤常不影响月经。肿瘤一般生长速度较慢，长到一定大小后，如果压迫膀胱可引起尿频、排尿困难及尿潴留，压迫直肠可引起排便困难。同时，在下腹部可触及肿块。宫颈肌瘤可压迫尿道或直肠，引起排尿困难或便秘。如果月经量过多可继发贫血。肌瘤压迫输卵管在宫角的开口可造成子宫腔形态改变，从而导致不孕或流产。也有不少子宫肌瘤患者没有任何临床症状。

（三）声像图表现

1. 二维超声表现

（1）子宫增大：增大的程度与肌瘤的大小和数目成正比。

（2）子宫形态异常：子宫肌瘤可使子宫轮廓线不规则，子宫呈球形或不规则形局限性突出。黏膜下肌瘤的子宫外形轮廓改变较小。

（3）瘤体回声：单发子宫肌瘤声像图，表现为结节状弱回声（图7-1、图7-2）。多发肌瘤常表现为宫体形态失常，宫壁表面凹凸不平（图7-3），宫体可见多个圆形或椭圆形的结节状或旋涡状回声的实性团块，伴后壁回声衰减，边界清晰，有时可见假包膜回声，即肌瘤周围的低回声圈。子宫肌瘤内部的回声取决于肌瘤平滑肌细胞和结缔组织的比例以及肌瘤内部变性的程度。结缔纤维成分较多时，瘤结节内由于平滑肌细胞和结缔组织细胞呈旋涡状排列。因此其声像图表现为多层同心圆中低相间的回声。

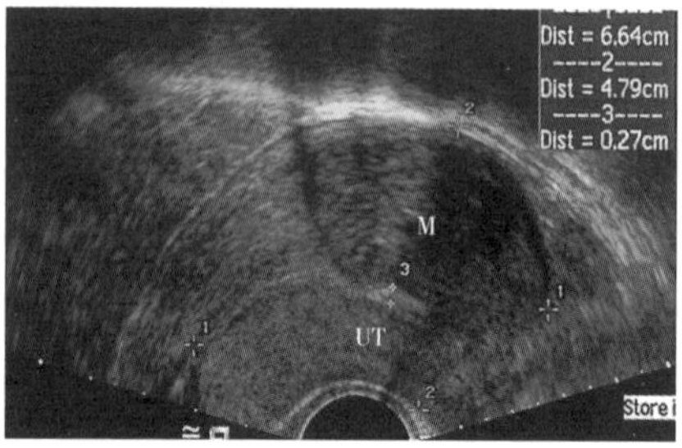

图 7-1　单发子宫肌瘤

经阴道超声检查，子宫矢状切面显示子宫底部前壁可见一低回声包块；M：肿物；UT：子宫

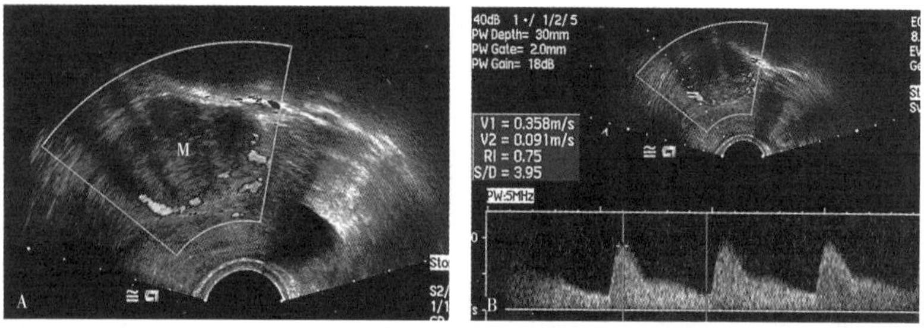

图 7-2　单发子宫肌瘤

A. 彩色多普勒显示该包块周边环状血流信号，其内可见点线状血流信号；B. 动脉频谱阻力指数为0.75；M：肿物

（4）子宫内膜变形或移位：当肌瘤挤压宫腔时，子宫内膜线可发生变形或移位。位于宫腔内的黏膜下肌瘤，在超声图像上可呈“宫腔分离”征，其间可见中等或弱回声团块。如果黏膜下肌瘤脱入颈管或阴道，可见宫颈管径增大，其间有肿瘤团块，回声强弱不等，宫腔线多扭曲不规则。

（5）肌瘤对周边器官的压迫：小肌瘤对周围器官不产生影响，大肌瘤、多发肌瘤及浆膜下肌瘤均可压迫膀胱，使之变形、偏移。

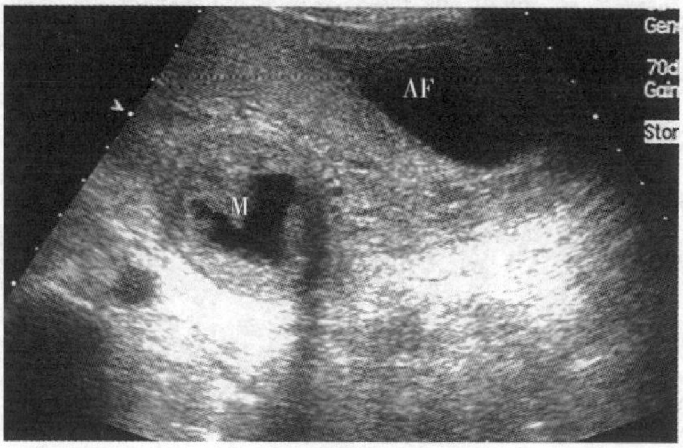

图 7-3　子宫多发肌瘤

经阴道超声检查，子宫矢状切面显示前、后壁及底部肌壁间可见多个大小不等的低回声包块，宫体形态失常，宫壁表面凹凸不平；M：肿块

（6）子宫肌瘤变性的声像图表现

①玻璃样变：最常见，是肌瘤内缺乏血液供应的结果。肌瘤变性区的旋涡状及纹状结构消失，多为质地较软的组织。声像图出现相应的弱回声区域，后壁回声略增强。

②液化或囊性变：由玻璃样变进一步发展而来。瘤体内形成空腔，内有液体。声像图显示为肌瘤内出现边界不规则的无回声区（图 7-4、图 7-5），后壁回声增强。

③钙化：常见于绝经后，亦可发生在玻璃样变或囊性变之后。钙化处声像图表现为肌瘤内或周边有强回声团或弧形强回声带伴后方声影（图 7-6）。

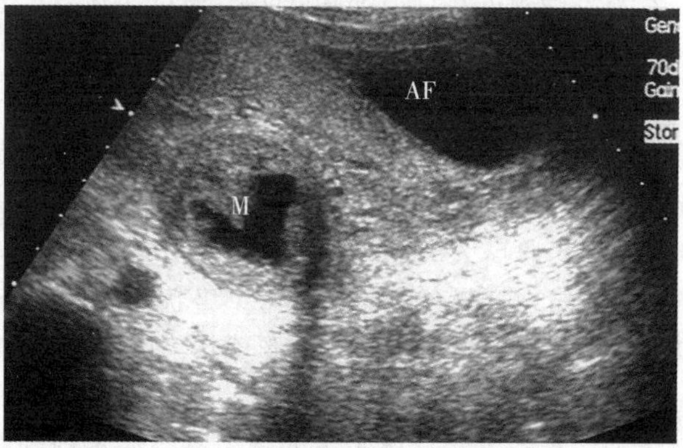

图 7-4　20 周妊娠子宫合并子宫肌瘤液化 1

子宫后壁肌壁间可显示一低回声包块（M），该包块内可见不规则的无回声区；AF：羊水

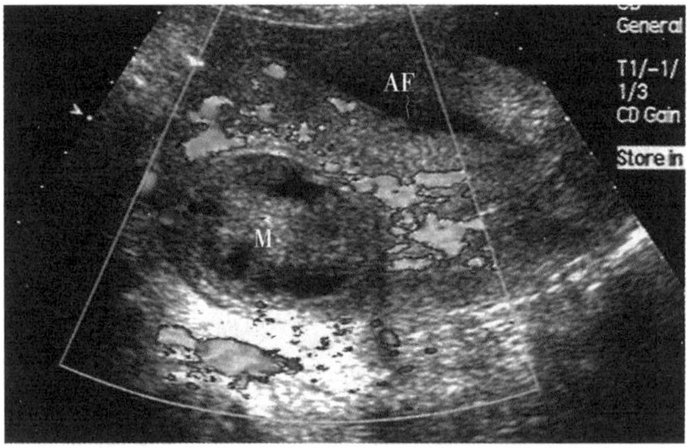

图 7-5　20 周妊娠子宫合并子宫肌瘤液化 2

彩色多普勒显示显像该包块（M）内部未见明显的血流信号；AF：羊水

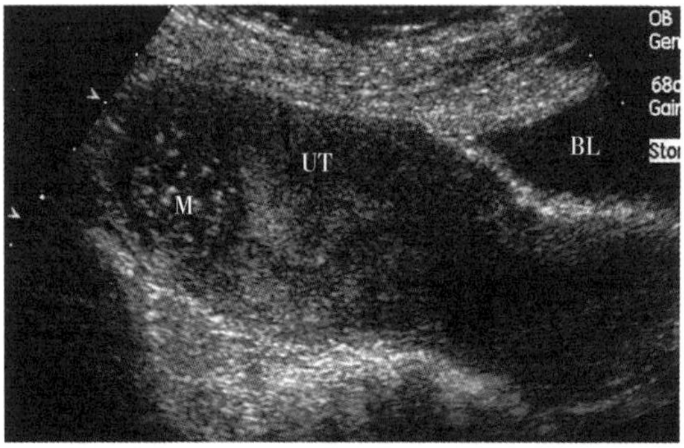

图 7-6　65 岁妇女子宫肌瘤钙化

子宫纵切面显示子宫底部低回声包块（M），其内部可见多个点状强回声；UT：子宫；BL：膀胱

2. 彩色多普勒与频谱多普勒表现

（1）彩色多普勒表现：子宫肌瘤的假包膜内有丰富的血流供应瘤体，故肌瘤周边有丰富环状或半环状血流信号，并呈分支状进入瘤体内部，瘤体内血流信号较子宫肌壁丰富，当肌瘤太大或位于远场时，由于声衰减，较难显示肌瘤内部血流信号。壁间肌瘤内部彩色血流信号可呈星状、条状或网状，黏膜下肌瘤血流信号可以极为丰富，充填整个瘤体似彩球状，也可以仅在肌瘤的蒂部显示条状血管。

（2）频谱多普勒表现：子宫动脉主干的频谱形态显示舒张期成分稍丰富，阻力指数可略低于正常子宫动脉，其降低程度与瘤体大小、位置及瘤体内血管数目多少有关。瘤体周边和内部均可记录到动脉性和静脉性频谱。阻力指数在诊断与鉴别诊断子宫肌瘤方面尚无定论。

（3）继发变性时彩色多普勒与频谱表现：变性的瘤体内彩色血流信号表现较复杂。玻璃样变与囊性变的瘤体内部可出现网状的彩色血流信号，动脉性频谱的多普勒形态与子宫动脉相似，呈高阻力性；肌瘤钙化时，瘤体周边及内部多无血流信号；肉瘤变时，瘤内血流异常丰富，最大流速增加，阻力下降。

（四）鉴别诊断

1. 卵巢肿瘤

浆膜下肌瘤应与实性卵巢肿瘤相鉴别。检查时要细致观察肿瘤内部回声水平及其分布状态，以及瘤体与子宫之间的位置关系和活动关系，瘤体与子宫之间“蒂”的检出，对鉴别肿块的来源很有帮助。

2. 子宫腺肌瘤

声像图上表现为宫体回声强弱不均匀，子宫多呈均匀性球形增大，形态规则，腺肌瘤的边界大都欠清晰，无假包膜形成的弱声晕，月经期检查可检出出血小囊。

3. 子宫内膜增生或内膜息肉

超声图像上常呈梭形高回声团块，有时被认为是黏膜下肌瘤，子宫内膜增生的高回声沿宫腔形态分布，无宫腔分离和局部隆起表现，增厚的内膜内可见有多个内膜小囊回声。直径小于 1 cm 的黏膜下肌瘤不易与内膜息肉区别。

4. 子宫畸形

双子宫、残角子宫或双角子宫有时易误诊为子宫肌瘤。超声检查时要注意宫腔线的回声及宫体形态，肌瘤内无内膜回声，双子宫时可见左右两侧各有一个对称狭长的宫体。横切面扫查时，两侧子宫内膜回声互相分离。双角子宫的横切面扫查显示为“蝶翅”样。月经中后期复查，有助于鉴别以上疾病。

5. 子宫肥大症

该病常见于多产妇及有子宫复旧不良或曾有宫体炎的患者。超声图像表现为子宫均匀性增大，宫体回声略强，回声均匀，子宫内膜居中，宫腔无变形。

（五）临床意义

超声检查可较准确地观察到子宫的大小、形态及是否存在有子宫肌瘤。但超声诊断多发性子宫肌瘤时，肌瘤的具体数目和大小测量与术中所见会有一定的差异。

二、子宫内膜异位症

子宫内膜组织出现在正常内膜位置以外的部位时，称为子宫内膜异位症，该病是目前常见的妇科疾病之一。一般仅见于生育年龄的妇女，以 25~45 岁妇女多见。内膜异位在子宫肌层时，称为子宫腺肌病或内在性子宫内膜异位症。当内膜异位在子宫以外，如卵巢、子宫直肠窝、手术瘢痕、阴道壁等处，称为外在性子宫内膜异位症，以卵巢最常见。

（一）内在性子宫内膜异位症

主要为子宫腺肌病和腺肌瘤。

1. 病理

子宫内膜侵入子宫肌层，并随卵巢激素的变化而周期性出血，子宫不同程度增大。弥漫型子宫腺肌病的病灶呈弥漫性分布，多发生在后壁，肌壁厚而软，内见微小囊腔与增粗的肌纤维带。当异位的子宫内膜局限于肌层内的一部分，使局部增厚形成肌瘤样结节，称为子宫腺肌瘤，结节内可见陈旧性出血和小囊腔。

2. 临床表现

约 30% 患者无临床症状，多次刮宫可能是主要原因之一。常见的临床症状有下腹痛和进行性痛经，15%~30% 患者有经量增多、经期延长和经前点滴出血，有 40% 患者可致不孕。妇科检查可扪及子宫球形增大、质硬、经期压痛。

3. 声像图表现

（1）二维超声表现子宫弥漫性增大，呈球形，肌层回声普遍增高，呈分布不均粗颗粒状（图 7-7、图 7-8），有时见散在分布的小的无或低回声区（图 7-9），在月经期明显。子宫腺肌瘤在声像图上表现为子宫非对称性增大或局限性隆起，子宫肌层局灶性回声异常，似肌瘤回声，但边缘不规则，其内有小的无回声区，在月经期更为明显，无包膜（图 7-10）。

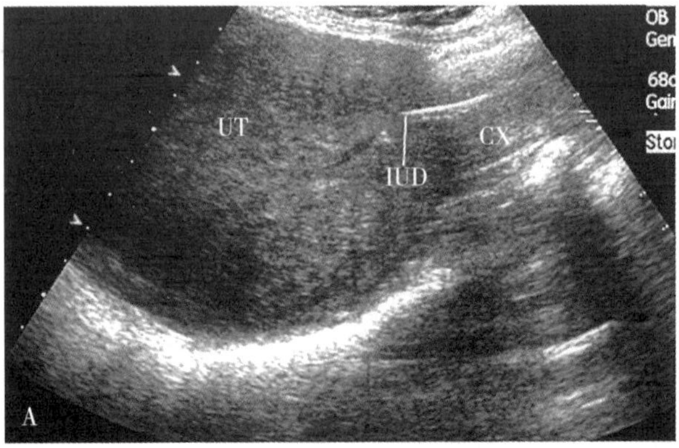

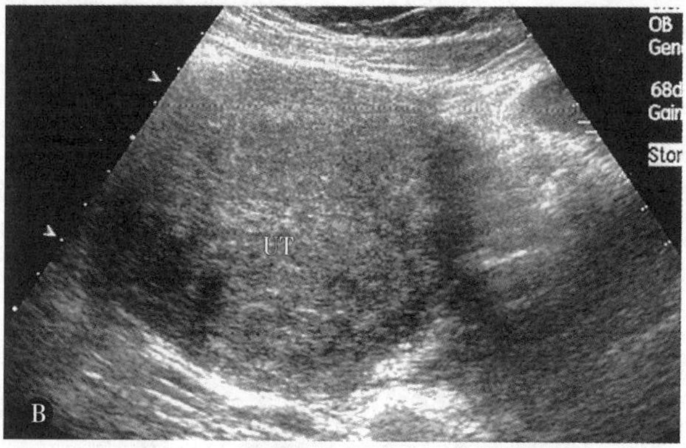

图 7-7 子宫腺肌症合并节育环下移 1

子宫纵切面（图 A）及横切面（图 B）显示子宫（UT）弥漫性增大，呈球形，肌层回声普遍增高，呈分布不均粗颗粒状

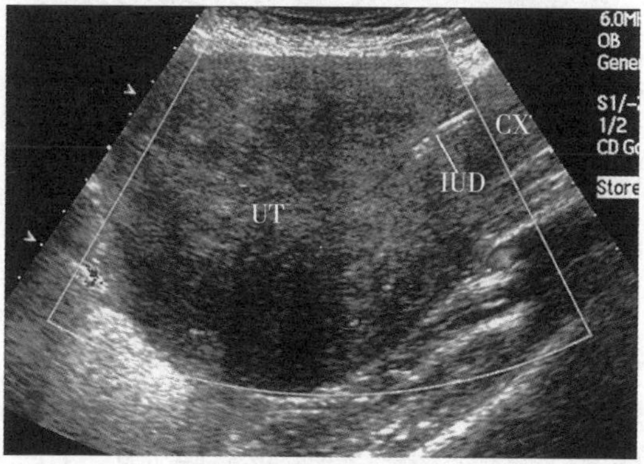

图 7-8 子宫腺肌症合并节育环下移 2

彩色多普勒显示增大的子宫内部散在分布的点状血流信号，节育环下移到宫颈管内；UT：子宫；IUD：节育环；CX：宫颈

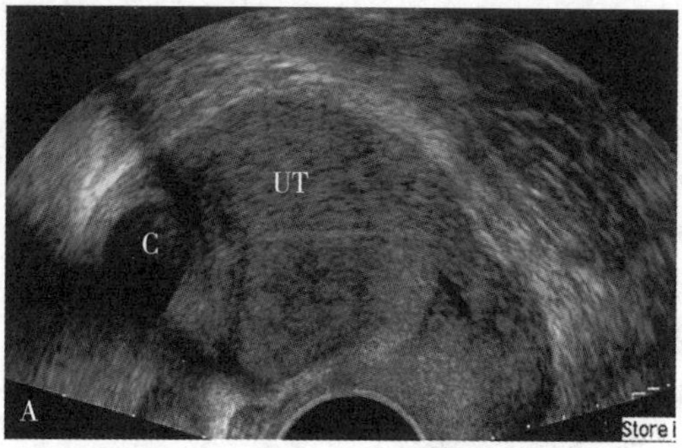

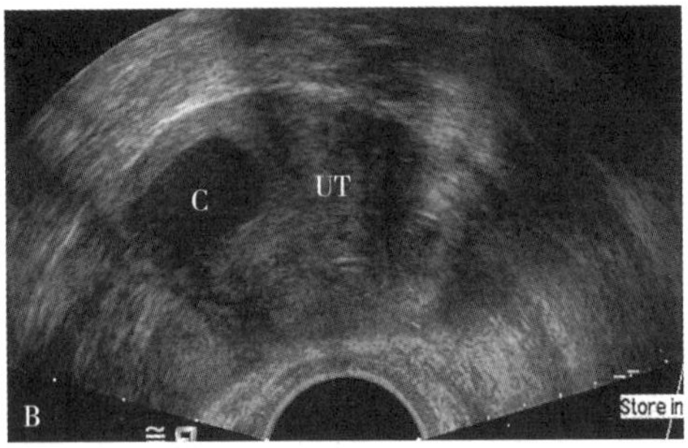

图 7-9　子宫肌腺症合并肌壁间巧克力囊肿形成

经阴道超声检查，子宫纵切面（图 A）及横切面（图 B）显示子宫（UT）底部偏右侧肌壁间可见一无回声包块（C），其内有密集的低回声点

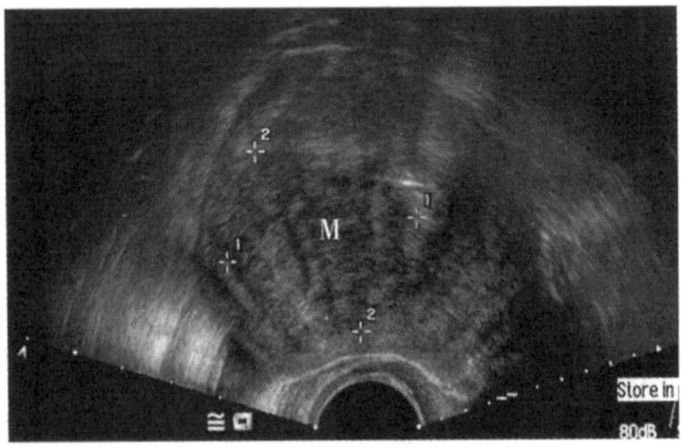

图 7-10　子宫腺肌瘤

经阴道超声检查，子宫纵切面显示子宫底部前壁局灶性回声异常，边界不规则，无明显包膜回声；M：肿块

（2）彩色多普勒超声表现子宫内血流信号较丰富，在病灶处呈点状、条状散在分布。其动脉性频谱基本同子宫动脉分支的频谱，阻力指数常大于 0.5，偶可记录到低阻力性动脉频谱。子宫腺肌瘤的周围血流分布正常，无环状血流信号包绕（图 7-11）。

4. 鉴别诊断

（1）子宫肌瘤：子宫腺肌瘤与子宫肌瘤的鉴别要点为子宫腺肌瘤的周围与正常肌层分界不清，无包膜，彩色多普勒血流显示腺肌瘤周围无环状血流包绕，整个肌层血流丰富，呈散在分布。子宫肌瘤边界清晰，有包膜，周围血流呈环状分布。

（2）子宫肥大症：常见于经产妇，指子宫均匀性增大，肌层厚度>2.5 cm，声像图无特异性表现。而较轻的子宫腺肌病肌层也仅表现为肌层增厚、回声不均，此时超声很难鉴别这两种疾病。

（二）外在性子宫内膜异位症

当子宫内膜异位于子宫以外，如卵巢、子宫直肠窝、直肠、膀胱、手术瘢痕等处时，称为外在性子宫内膜异位症，以卵巢子宫内膜异位最常见，主要病理变化是异位的子宫内膜随卵巢功能的变化，发生周期性出血并与其周围的组织纤维化而渐渐形成囊肿，因囊肿内陈旧性血液呈巧克力样，故又称为巧克力囊肿，囊肿大小不定，与周围组织粘连紧密。

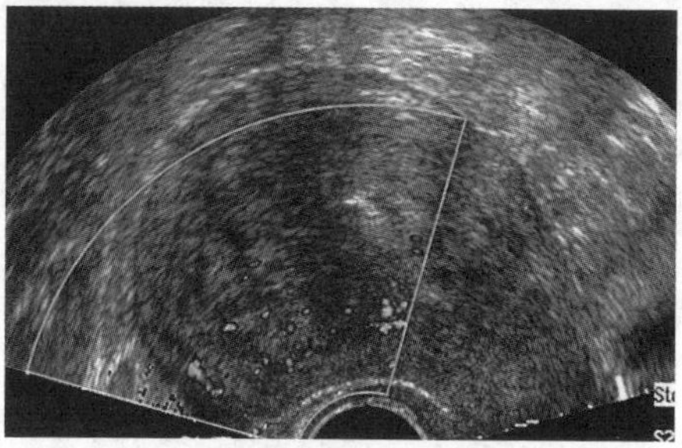

图 7-11　子宫腺肌瘤

经阴道超声检查，彩色多普勒显示该包块周边未见明显的环状血流信号，内部散在分布点状血流信号

约 20%的巧克力囊肿患者无临床症状，常见症状为继发性渐进性痛经，月经失调，经量增多及经期延长，不孕等。妇科检查可发现子宫位置固定，在子宫一侧或双侧附件区可扪及与子宫相连的囊性包块，不活动，有轻压痛。子宫后壁或陶氏腔可触及不规则的硬结节，触痛明显。

超声检查可见子宫后方一圆形或不规则形无回声区（图 7-12、图 7-13），大小中等，壁厚，内壁欠光滑，经期可增大，其内部透声欠佳，可见不均匀云雾状细点状回声。

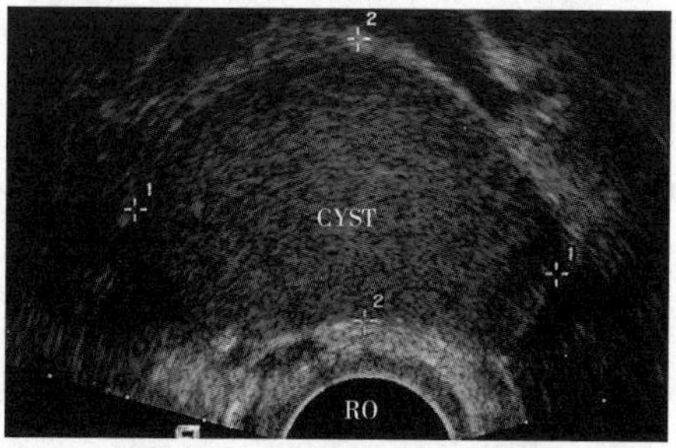

图 7-12　卵巢巧克力囊肿 1

经阴道超声检查，右侧卵巢纵切面显示其内可见一无回声包块（CYST），壁厚，内壁欠光滑，其内部透声欠佳，可见密集的点状回声；RO：右侧卵巢

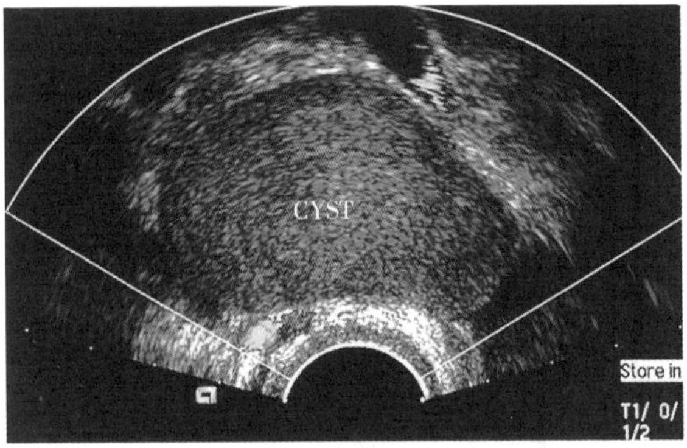

图 7-13 卵巢巧克力囊肿 2

经阴道超声检查，彩色多普勒显示包块（CYST）内部未见血流信号

第二节 卵巢疾病

一、卵巢非赘生性囊肿

卵巢非赘生性囊肿一般体积不大，多数可以自行消退，临床上不须特殊处理。

（一）卵泡囊肿

由于卵泡不破裂或闭锁，卵泡液潴留而形成囊肿，常为单发性，最大直径不超过 5 cm。

多为突出于卵巢表面的圆形无回声区，边缘光滑清晰，内径多不超过5 cm。定期检查可发现无回声区可自行缩小或消失。多个卵泡囊肿，常见于用药物后诱发的卵泡因未排卵而形成。

（二）黄体囊肿

黄体腔内有大量液体而形成的囊肿，囊肿直径一般为 4~5 cm。妊娠期黄体一般在妊娠 3 个月自行消失。月经期黄体囊肿持续分泌孕激素，常使月经周期延迟。较大的黄体囊肿可能自发破裂，发生急腹症。

卵巢内可见囊性无回声区，囊内有细小回声，可有分隔带或片状高回声区。呈椭圆形，囊壁较厚，直径约为 4~5 cm。

（三）黄体血肿

正常排卵时，卵泡膜层破裂，血液潴留在黄体内，若出血量多，则形成黄体血肿，又称黄体内出血，正常黄体直径约 1.5 cm，黄体血肿直径一般为4 cm，黄体血肿吸收后形成黄体囊肿。较大的血肿破裂可引起急腹症，图像上不易与宫外孕区别。

超声表现多样化，早期出血较多时，表现为卵巢内圆形囊肿，壁厚，内壁粗糙，囊内回声低、不均匀（图 7-14A），或呈细网状、粗网状结构，或呈杂乱不均质低回声；黄体晚期即白体形成期，血液吸收后囊肿变小，内部回声稍高、呈实性；黄体内血液完全吸收后囊壁变得光滑，囊内呈无回声改变，与卵巢其他囊肿不易鉴别。

黄体和黄体血肿的彩超表现具有特征性，在黄体近卵巢的髓质部可见一条血管，放射状发出分支到囊壁，在黄体周围呈环状或半环状包绕（图 7-14B）。在早期黄体或妊娠期黄体，血流流速较高，可达 20~30 cm/s，血流阻力低；根据月经周期和环绕囊肿周围的丰富血流等特征，有助于黄体血肿与其他卵巢肿瘤的鉴别诊断。

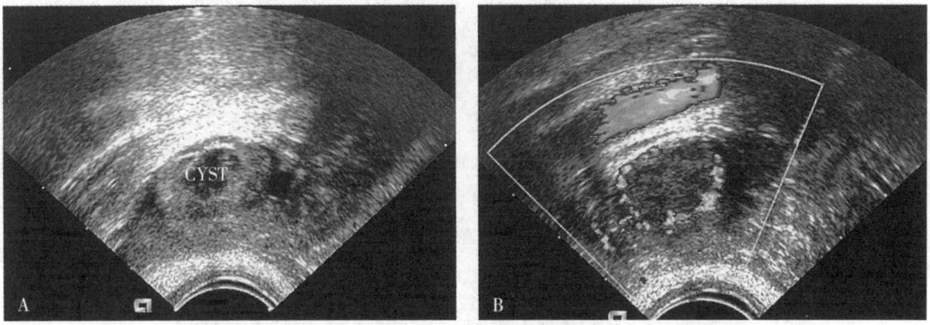

图 7-14　黄体血肿

A. 经阴道超声检查，右侧卵巢内圆形囊肿（CYST），壁厚，内壁粗糙，囊内回声低、不均匀；B. 彩色多普勒显示该囊肿周边完整环状血流信号

（四）黄素囊肿

多呈双侧，多房性，囊壁薄，囊液清。受绒毛膜促性腺激素刺激，卵泡过度黄素化而引起。与滋养层细胞伴发，随滋养层细胞肿瘤的治愈而逐渐消失。

声像图表现：卵巢内可见圆形或椭圆形无回声区，壁薄，边界清晰，亦可呈小叶状，内有多房性间隔回声（图 7-15），囊肿大小一般为 3~5 cm。

（五）多囊卵巢综合征（PCOS）

多囊卵巢综合征是因月经调节机制失常所产生的一种综合征，多见于 17~30 岁妇女。患者具有月经稀发或闭经、不孕、多毛和肥胖等症状。因卵巢持续无排卵使得卵巢呈多囊性改变。

声像图表现：①子宫大小正常或稍小于正常；内膜无明显周期性改变，可表现为增生期囊腺型或腺型增生过长。②双侧卵巢均匀性增大，轮廓清晰，包膜回声增高。③卵巢包膜下可见大小相近的小囊，直径小于 1 cm，总数常超过 10 个，呈车轮状排列，卵巢中间髓质成分增多，回声较高（图 7-16）。④彩超检查有特征性改变：在卵巢髓质内常可见到一条贯穿卵巢的纵行血流，与正常卵泡期卵巢血流相比，血流速度常较高，血流阻力中度或偏低。

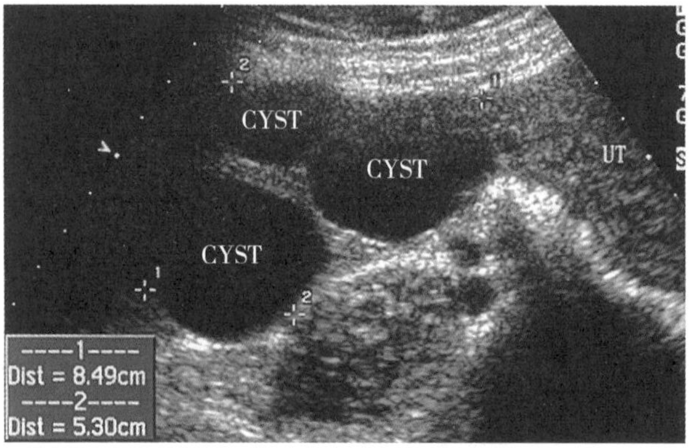

图 7-15　绒癌合并黄素囊肿

经腹部超声检查，右侧卵巢内多个大小不等的圆形无回声区（CYST），壁薄，边界清晰，呈小叶状，内有多房性间隔带回声；UT：子宫

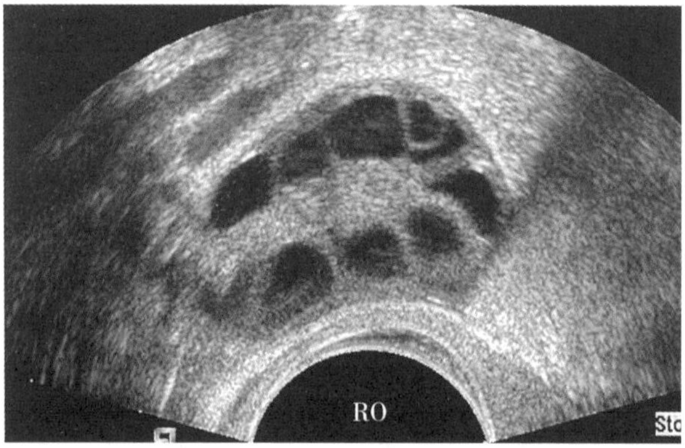

图 7-16　多囊卵巢综合征

经阴道超声，右侧卵巢（RO）均匀性增大，包膜回声增强，卵巢包膜下多个大小相近的小囊，直径均小于 1 cm，呈车轮状排列，卵巢中间髓质成分增多，回声较高

二、卵巢赘生性囊肿

（一）卵巢畸胎瘤

卵巢畸胎瘤是卵巢最常见的囊实性肿瘤，来源于两个或三个胚层的组织。有成熟畸胎瘤和不成熟畸胎瘤两种。

卵巢畸胎瘤一般无临床症状，但当肿瘤较大，压迫周围的脏器或发生肿瘤蒂扭转时，会表现出压迫症状或急腹症的临床表现。

1. 成熟性畸胎瘤

（1）病理：该肿瘤为良性，是常见的卵巢肿瘤之一，占各类卵巢畸胎瘤的95%以上，因肿瘤成分多以外胚层为主，故又称为皮样囊肿。

肿瘤呈圆形，表面光滑，直径一般为5～10 cm，常为单房。主要内容物为外胚层组织，包括皮肤、皮脂腺、毛发，部分有牙齿和神经组织，也可见脂肪、软骨等中胚层组织。

（2）声像图表现：①囊性图像（图7-17），多为圆形或椭圆形，囊壁较薄，内为密集反光较强的光带，这类图形易与巧克力囊肿相混，后者多有痛经史，囊肿内为云雾状点状回声。②面团征（图7-18），囊内出现团状强回声，边缘较清晰，附于囊肿壁的一侧，强回声团后方无声影。③发团征（图7-19），囊内可见一圆形强回声团，表面为强回声或呈弧形强回声，后方衰减，并伴明显声影，肿块后壁及轮廓不清。需与肠气相鉴别。④脂液分层征（图7-20），上层为脂质成分，呈均质密集细小光点，下层为液性无回声区。彩色多普勒特征为少血流或无血流信号。

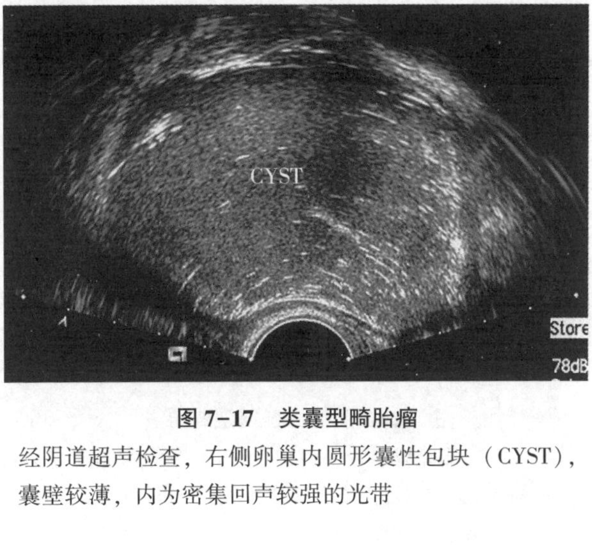

图7-17　类囊型畸胎瘤

经阴道超声检查，右侧卵巢内圆形囊性包块（CYST），囊壁较薄，内为密集回声较强的光带

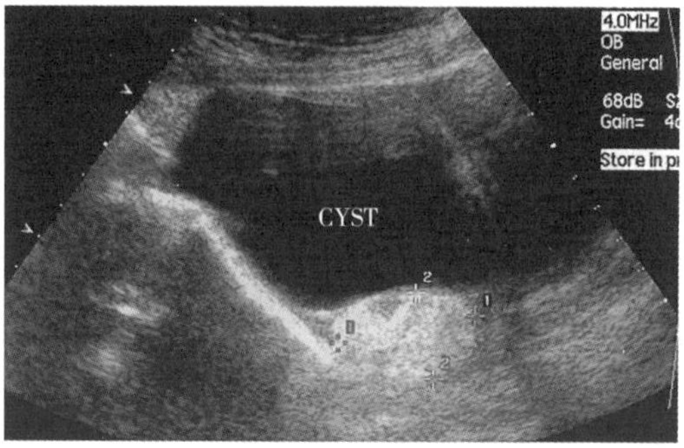

图 7-18　面团征型畸胎瘤

经腹部超声检查，左侧卵巢内圆形囊性包块（CYST），囊内后壁强回声团（+字光标所示区域），边缘清晰，其后方无声影

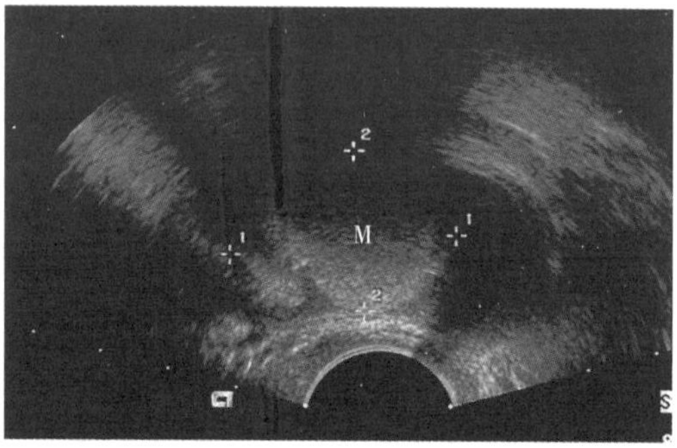

图 7-19　发团征型畸胎瘤

经阴道超声检查，右侧卵巢圆形回声团（M），后方衰减，并伴明显声影，后壁及轮廓不清

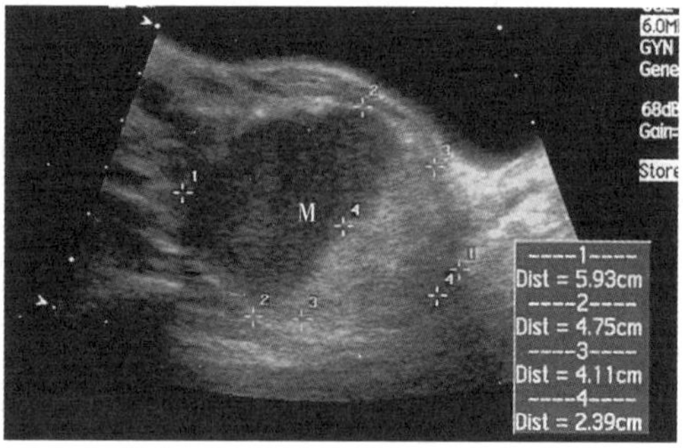

图 7-20　脂液分层征型畸胎瘤

经腹部超声，左侧卵巢混合性包块（M），左侧为脂质成分，呈均质细密细小光点，回声强，右侧为液性无回声区，强回声与无回声区分界清晰

2. 未成熟畸胎瘤

(1) 病理：常为实质性，一般体积较小，全部或部分由分化程度不同的未成熟（胚胎性）组织构成，多为原始神经组织，切面似豆腐或脑组织，软而脆，偶含软骨和骨组织。多发生在青少年时期。

(2) 声像图表现：大多数为囊实性肿块，其囊性区或实性区内可含有高回声团或结节状高回声（图 7-21），有时伴声影。彩色多普勒表现为瘤内实性区可显示动脉血流信号，血流阻力低。

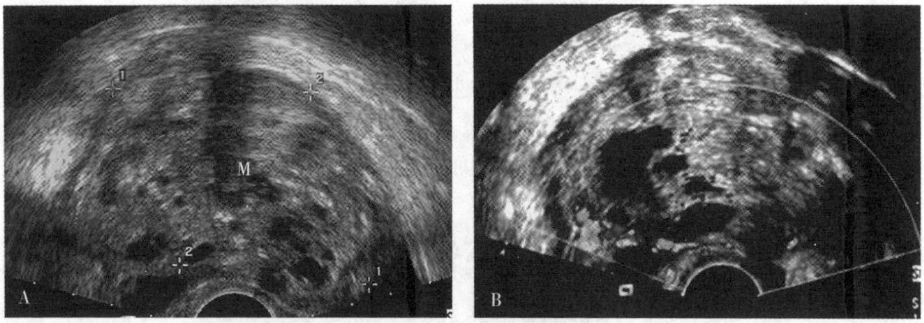

图 7-21 未成熟畸胎瘤

A. 经阴道超声，右侧卵巢囊实性包块（M），边界不清，无明显包膜回声，其囊性区或实性区内含有强回声团，部分后方伴声影；B. 彩色多普勒显示该包块内血流较丰富

（二）卵巢囊腺瘤（癌）

卵巢囊腺瘤是最常见的卵巢肿瘤之一，恶变率高。该类肿瘤发生于体腔上皮，来自覆盖卵巢表面的生发上皮，具有高度多能性。如向宫颈柱状上皮化生则形成黏液性肿瘤，向输卵管上皮化生则形成浆液性肿瘤。

1. 浆液性囊腺瘤

浆液性囊腺瘤约占所有卵巢良性肿瘤的 25%，主要发生于生育年龄的妇女，双侧性占 15%，囊肿表面光滑，囊内液体呈草黄色或棕色稀薄浆液性，可分单纯性和乳头状两种。

(1) 病理：单纯性浆液性囊腺瘤直径一般为 5～10 cm，个别可充满整个腹腔，多呈球形，表面光滑。多为单房，壁薄，囊内为淡黄色透明液体。浆液性乳头状囊腺瘤多房多见，内壁有单个或多个细小或粗大的乳头状突起。

(2) 声像图表现：肿瘤轮廓清晰，呈圆形或椭圆形无回声区，与子宫的界限清晰；囊壁纤薄，光滑完整，多房（图 7-22）或单房，有乳头者在囊壁内可见大小不一的乳头状高回声突向囊腔内（图7-23），囊肿后方及后壁回声增强。

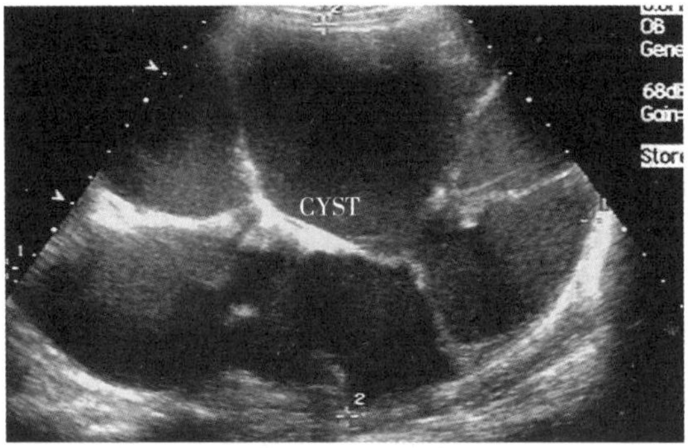

图 7-22　单纯性浆液性囊腺瘤

经阴道超声检查，左侧卵巢内圆形囊性包块（CYST），囊壁纤薄，光滑完整，囊内有多房性强回声分隔，后方及后壁回声增强

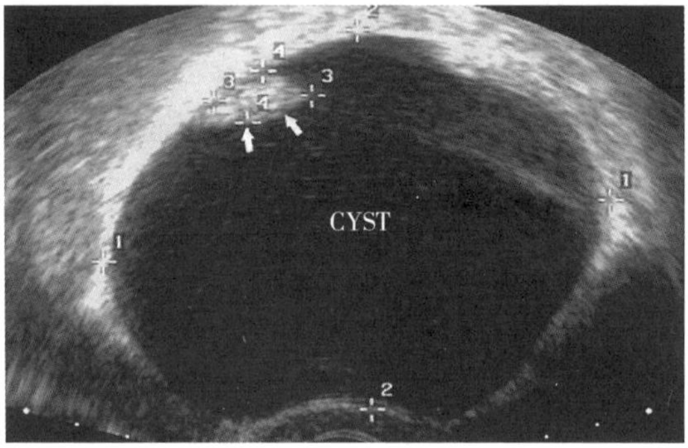

图 7-23　浆液性乳头状囊腺瘤

经阴道超声检查，右侧卵巢内圆形囊性包块（CYST），边界清晰，包膜完整，囊壁可见乳状突起物（箭头所指），囊内未见明显的分隔

2. 浆液性囊腺癌

（1）病理：浆液性囊腺癌是成人最常见的恶性卵巢肿瘤，占卵巢上皮性癌的 50%，约 30% 伴砂样小体，一半为双侧性。此瘤生长速度快，常伴出血坏死，肿瘤大小为 10~15 cm，多为部分囊性，部分实性，呈乳头状生长。

（2）声像图表现：一侧或双侧附件区出现圆形无回声区，囊壁不均匀增厚。有分隔时，隔膜厚且不均，可见乳头状回声团突入囊内或侵犯壁外（图 7-24）；肿瘤伴出血或不规则坏死脱落物时，无回声区内可见点、团状回声并可随体位的改变移动。晚期病例的囊腺癌可向子宫和肠管浸润或腹膜广泛性转移，引起腹水。肠管粘连成团，其间呈现多个不规则无回声区。彩色多普勒检查表现为肿块边缘、间隔上和中央实性区可见到丰富血流信号，可记录到低或极低阻力频谱。

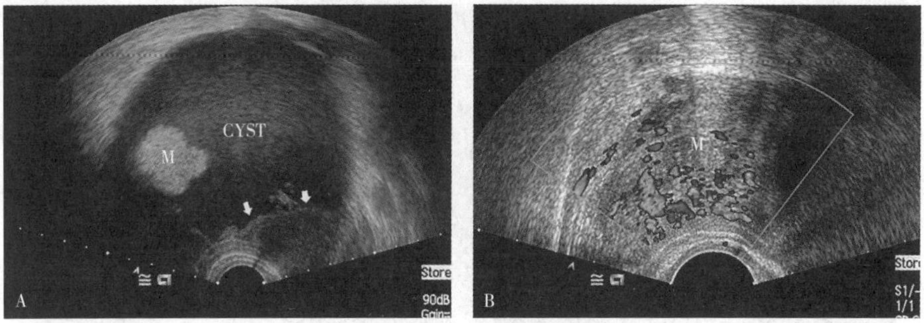

图 7-24　浆液性囊腺癌

A. 经阴道超声，右侧卵巢内囊性包块（CYST），囊壁不均匀增厚，乳头状（M）突入囊内，囊内有分隔回声（箭头所指）；B. 经阴道超声，彩色多普勒显像显示肿块（M）的实质性部分血流信号丰富

3. 黏液性囊腺瘤

（1）病理：黏液性囊腺瘤较浆液性少见，占所有卵巢良性肿瘤的 20%，好发于 30~50 岁，预后不佳，约 5%~10%可恶变。囊肿表面光滑，多为单侧多房性，内含黏液性液体或呈胶冻状、藕糊状液体，黏液性囊腺瘤约 10%可见乳头生长于囊壁，一般囊肿体积都较大，直径可达 15~30 cm。如破裂可引起腹膜种植，产生大量黏液性腹膜黏液瘤。

（2）声像图表现：肿瘤呈圆形或椭圆形无回声区，体积较大，内径多在 10 cm以上（图 7-25）。多为单侧性；边缘光滑，轮廓清晰，囊壁回声均匀，较厚（>5 mm）；无回声区内有细弱散在点及分隔带回声，呈多房结构，房腔大小不一；少数肿瘤有乳头状物生长时，囊壁上可见乳头状强回声团突向囊内或壁外。

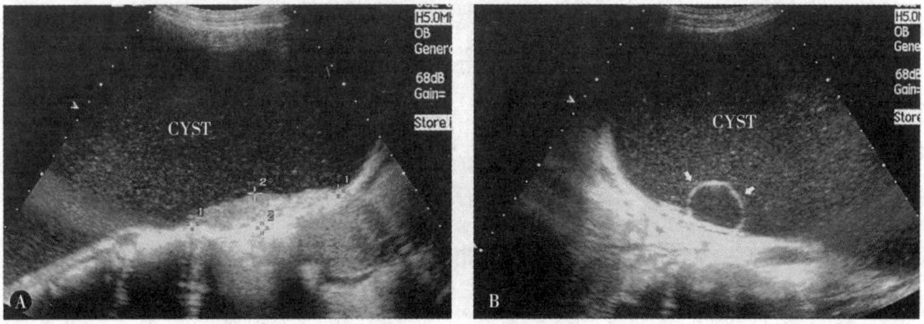

图 7-25　黏液性囊腺瘤

经腹部超声，盆腹腔内巨大囊性包块（CYST），包块上缘平脐，内有细弱散在点状回声，壁上局限性片状低回声区（+字光标之间）（图 A）及圆形囊性结构突起（箭头所指）（图 B）

4. 黏液性囊腺癌

(1) 病理：约占卵巢上皮性癌的 40%，常只限一侧，多由黏液性囊腺瘤演变而来，囊腔多变，间隔增厚。

(2) 声像图表现：肿瘤呈椭圆形或小叶状无回声区，囊壁回声明显增厚且不规则；囊腔内可见大量不均匀增厚的带状分隔和散在的点状、团块状回声（图 7-26），增厚的囊壁可向周围浸润，有向外伸展的局限性光团，轮廓不规整，多伴腹水无回声区。彩色多普勒检查表现为肿块边缘、间隔上和中央实性区可见到丰富血流信号，可记录到低或极低阻力频谱。

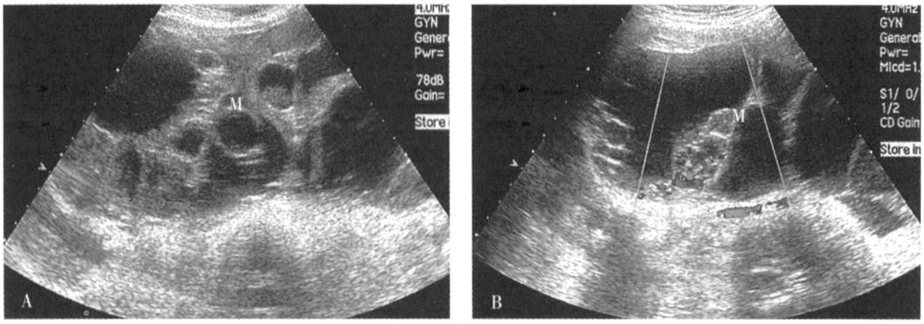

图 7-26　黏液性囊腺癌

A. 经腹部超声，右侧附件区囊性包块（M），边界回声明显增厚且不规则，囊腔内可见大量不均匀增厚的带状分隔和散在的点状、团块状回声；B. 彩色多普勒显示肿块（M）边缘、间隔上和中央实性区血流信号丰富

三、卵巢囊性肿瘤的鉴别诊断

卵巢囊性肿瘤组织结构的复杂性决定了超声图像的多样性。在结合临床症状、妇科检查及某些声像图特征后仍可做出鉴别诊断。

（一）非赘生性囊肿与小的赘生性囊肿的鉴别

非赘生性囊肿的内径一般不超过 5 cm，且壁薄、光滑完整。生育年龄的妇女，如果发现单侧卵巢囊性肿块，直径在 5～10 cm 之间，可于 1 个月后复查，如果不断增大，或 2 个月后仍不缩小，应考虑为赘生性囊肿。

（二）浆液性、黏液性卵巢囊肿以及卵巢皮样囊肿的鉴别

在卵巢囊性肿瘤中最为多见，三者占卵巢肿瘤中的 90% 以上，其声像图表现均为无回声区，其鉴别诊断要点见表 7-1。

表 7-1　浆液性、黏液性、皮样囊肿鉴别诊断

鉴别点	浆液性囊肿	黏液性囊肿	皮样囊肿
大小	中等或偏大	大或巨大	中等大

续 表

鉴别点	浆液性囊肿	黏液性囊肿	皮样囊肿
内部回声	光点单纯无回声区光回附壁、后方无声影	无回声区内细弱光点附壁、后方无声影	脂液分层征或强弱不均的细小光点，有闪烁感附壁或悬浮，后方伴声影
单、多房	单（多）房性	多房性间隔	单发性
囊壁回声	薄	厚	厚
单、双侧	多双侧	多单侧	多单侧

1. 巨大卵巢囊肿与腹水及结核性包裹性积液的鉴别

大量的腹水及结核性包裹性积液易与巨大卵巢囊肿混同，须注意鉴别（表7–2）。

表 7–2 巨大卵巢囊肿与腹水及结核性包裹性积液鉴别

鉴别点	巨大卵巢囊肿	腹水	结核性包裹性积液
无回声区形态	圆球形	不定形	不规则或多个囊腔
边缘回声	边界整齐、光滑	无固定边界，有浮游的肠袢光团，并有蠕动	边界不整，壁常为肠袢光团组成
无回声区出现部位	自耻骨上延伸到脐部，形态完整或内部间隔光带	多在腹部两侧及盆底无固定形态	全腹部
肝前或膈下无回声区	无	有	无

2. 卵巢囊性肿瘤良、恶性鉴别

卵巢囊性肿瘤良、恶性的超声图像鉴别主要依据囊壁的厚薄、均匀程度、内部回声及腹水的有无进行综合判断。国内外学者提出了一种综合评分的方法。国内徐苓介绍的一种四级评分法比较简明实用，该评分法的分级标准见表7–3。

表 7–3 卵巢囊性肿块良恶性超声分级标准

超声分级	肿块性质	边界	内部回声	分隔	腹水
0	良性	清楚、光滑	无回声	无	无
1	良性	清楚、光滑	均匀、规则	薄、均匀	无
2	交界性，或可疑恶性	清楚、不光滑	稍不均匀、部分不规则	较厚、部分不均匀	无
3	恶性	不清楚、边界模糊	不均匀、完全不规则	厚、不均匀	有

0 级和 1 级为良性，2 级为交界性或可疑恶性，3 级为恶性。

彩色多普勒超声检查，根据周边及间隔内血流丰富程度、血管形态和频谱多普勒血流阻力指数（RI）的测定对良恶性的鉴别亦有一定的参考价值。

但是，由于卵巢肿瘤结构的复杂性，单以物理特性的图像特征做出确切诊断有时是困难的。如囊肿内小片区域恶变易于漏诊，成分复杂的囊性畸胎瘤或粘连严重的炎性包块，又可因其回声复杂、轮廓不清而误诊为恶性。因此，超声诊断囊性卵巢肿瘤良恶性有一定的局限性，要结合临床相关资料进行综合分析，以提高其诊断率。

3. 过度充盈的膀胱

当膀胱极度充盈时，子宫移位、屈曲或倾斜、偏离中线，超声探测膀胱呈圆球形巨大无回声区，易误诊为卵巢囊肿。但膀胱位置表浅、居中、纵切面的形态为上小下宽，仔细探测可见其后方的子宫图像，较易识别。必要时，可在排尿或导尿后再行探测，若无回声区变小或消失，或在导尿时，显现导尿管双线状光带回声，即可确定为膀胱。

四、卵巢实性肿瘤

卵巢实性肿瘤较卵巢囊性肿瘤少见，但种类繁多，可分良性、恶性、交界性。良性实质性肿瘤有纤维瘤、平滑肌瘤、纤维上皮瘤、卵泡膜细胞瘤等。恶性肿瘤有卵巢腺癌、内胚窦瘤、肉瘤、绒毛膜上皮癌等。交界性肿瘤有腺瘤、腺纤维瘤、颗粒细胞瘤、实性畸胎瘤等。

（一）卵巢纤维瘤

卵巢纤维瘤是卵巢良性实性肿瘤中较常见的一种，占卵巢肿瘤的 2%~5%。好发于绝经期前后的妇女，多为单侧，可伴发胸腔积液、腹腔积液，称为麦格氏综合征，肿瘤切除后，胸腔积液、腹水即自行消失。

1. 病理

肿瘤的外观呈白色，质地较硬，呈肾形或多发结节状，少数呈分叶状。直径 5~10 cm 左右，主要成分由梭形成纤维细胞和纤维细胞组成，组织排列呈旋涡状。类似平滑肌瘤编织状结构。

2. 临床表现

瘤体小时多无症状，肿瘤增大至中等大小时，可出现下腹不适，腹胀。瘤体较大时，可出现压迫症状。妇检在子宫一侧可扪及质地坚硬，呈结节状的肿块，活动度可，小的肿瘤无法扪及。

3. 声像图表现

在子宫一侧可见实质性肿物，形态呈圆形或分叶状，边界规整，轮廓清晰，包膜完整，内部呈实质性均匀性低或中、高回声，可伴有后方回声衰减，血运不丰富，大多数无血流频谱显示。可伴胸腔积液、腹水。彩色多普勒超声检查在肿块的近场可见少许血流信号，可记录到中等阻力动脉频谱，肿块后部分因有声衰减，常无血流显示。

4. 鉴别诊断

（1）浆膜下子宫肌瘤：浆膜下子宫肌瘤表现为子宫外形增大，形态失常，瘤体向外隆起，于子宫分界不明显，血运与子宫相通，带蒂的子宫肌瘤有时可见与子宫相连的蒂。瘤体内部呈竖条状回声衰减。

卵巢纤维瘤与子宫分界明显，无血运相通，内部回声均匀。

（2）实质性卵巢癌：恶性实质性卵巢癌，生长迅速，病程进展快，其声像表现有以下特点：肿瘤形态不规则，轮廓模糊，壁厚薄不均，内壁呈弥漫性杂乱回声，实质性回声中常伴不规则无回声暗区。血运丰富，常与周围组织粘连，并伴有转移性腹水。

（3）卵泡膜细胞瘤：该肿瘤声像图表现类似纤维瘤，如瘤体呈圆形，表面光滑、完整，质硬，但内部多呈低回声，均匀，透声好，后方回声轻度增高。

（4）内胚窦瘤：内胚窦瘤形态欠规整，内部回声杂乱，常伴血性腹水。患者血中可检测到甲胎蛋白（AFP）增高。

（二）卵巢癌

实性卵巢癌分原发和继发两种，原发性卵巢癌多见，约占80%，有卵巢腺癌、无性细胞瘤、未成熟细胞瘤、内胚窦瘤、肉瘤、绒毛膜上皮癌等。继发卵巢癌又称转移性卵巢癌。

体内的任何部位的恶性肿瘤均可转移到卵巢，如来自子宫、输卵管、胃肠或乳腺的恶性肿瘤。

1. 原发性实质性卵巢癌

（1）病理：卵巢恶性实质性肿瘤，多来自生殖细胞的肿瘤，约占15%～20%。主要多发于儿童和生育妇女及未产妇。肿瘤呈实质性，瘤体大者中心部缺血可坏死、液化而形成囊腔。若破裂则可转移到盆腔子宫直肠窝、盆腹膜及周围脏器，呈结节状并粘连，多伴有腹水。

（2）临床表现：肿瘤生长速度快，病程进展快，短期内下腹出现肿块，腹水、腹胀、食欲不振、消瘦、贫血等恶病质表现。肿物压迫神经或浸润周围组织后，可出现腰痛、腹痛、下肢疼痛及浮肿。妇检可发现子宫旁肿块，质硬，表面凸凹不平。如已向周围浸润可固定不活动，后穹隆及盆壁等处可扪及结节状肿物，有时与子宫粘连分不开。

（3）声像图表现：一侧卵巢增大，肿瘤形态不规则，多样；边缘回声不规则或中断或凸凹不平；内部回声高、低不均，杂乱不一，呈弥漫性分布的强弱不均的点状、团块状回声，肿物内局部可见不规则液性暗区（图 7-27）。瘤体内血流丰富，可见点、条、树枝状或周围绕行的血管，频谱多普勒呈搏动性，具有高速低阻特征。合并腹水时，盆腔内可见暗区，并伴细小回声点。如有转移，盆腹腔内可见多个大小不等的实性团块。

（4）鉴别诊断：卵巢恶性肿瘤要与良性肿瘤相鉴别。卵巢良性肿瘤的病程长，进展缓慢，妇检在子宫一侧可扪及肿瘤，表面光滑，活动好，无腹水。超声特点为肿瘤呈圆形，形态规整，边缘光滑、整齐，内部回声一致，血流信号不丰富。

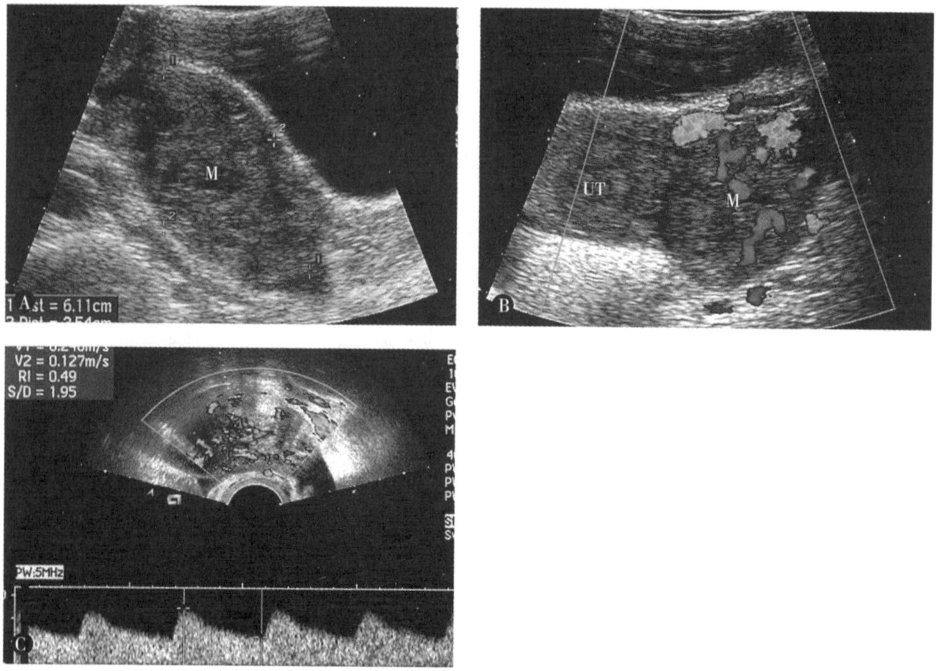

图 7-27　原发性实质性卵巢癌

A. 经腹部超声，左附件区混合性包块（M），以实质性为主，边界不清，无包膜回声，内部回声高、低不均，杂乱不一，呈弥漫性分布的强弱不均的点状、团块状回声，肿物内局部可见不规则液性暗区；B. 彩色普勒显示瘤体（M）内血流丰富；C. 瘤体内探及低阻力动脉频谱

2. 转移性卵巢癌

从其他脏器的恶性肿瘤转移到卵巢的都称为转移性卵巢癌或继发性卵巢癌。常见原发部位为胃肠；约占 70%左右，乳腺癌占 20%左右，其他生殖道及泌尿道占 10%左右。转移癌常为双侧，由胃肠道或乳腺转移到卵巢者称为库肯勃瘤。

（1）病理：多为双侧性，体积大小不一，直径 5~15 cm，常伴有腹水。一般都保持卵巢原形，呈肾形或长圆形，表面光滑或结节状，切面为实质性，半透明胶质样，其内因印戒细胞分泌黏液而使肿瘤内可见小圆形暗区。

（2）临床表现：卵巢转移癌多见于 40~50 岁的绝经期妇女，由于体内原发肿瘤与继发肿瘤同时存在，症状可互相重叠、干扰，通常继发卵巢癌的临床表现更明显，如下腹部有肿块，且生长迅速，伴腹痛、腹胀，晚期出现腹水或胸水，某些肿瘤因间质细胞发生黄素化或产生雌激素，可引起月经不调或绝经后阴道流血。

（3）声像图表现：双侧卵巢增大，形态规则，呈椭圆形或肾形，边界清晰，内部呈实质不均质强弱不等回声（图 7-28），其内可见边界清晰的小暗区，后方回声轻度衰减。肿瘤内部及周边血运丰富，可显示动静脉血流频谱。肿瘤内部有坏死，液化时，可见不规则暗区。常伴腹水暗区，内部细小回声光点。

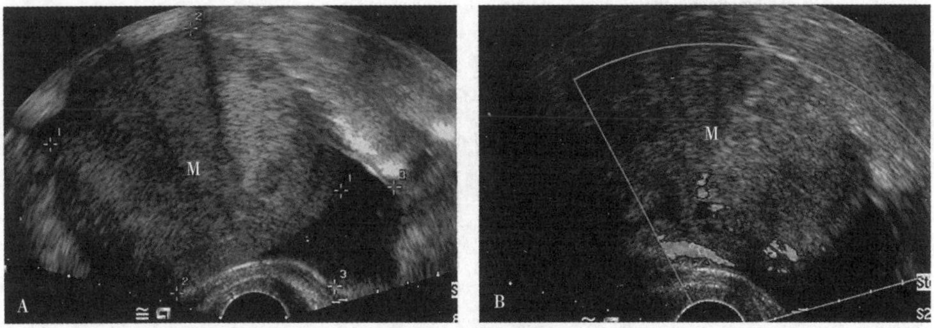

图 7-28　库肯勃瘤

A. 经阴道超声，右侧卵巢明显增大（M），呈椭圆形，边界清晰，内部呈实质不均质强弱不等回声，包块周边片状积液暗区；B. 彩色多普勒显示瘤体（M）内及周边点线状血流信号

第三节　盆腔包块

盆腔炎是指女性生殖器及其周围的结缔组织炎，包括子宫内膜炎、子宫肌层、浆膜层以及输卵管和卵巢的炎症，女性盆腔炎性包块是妇科常见病，如盆腔脓肿、输卵管积水等。

一、盆腔脓肿

输卵管、卵巢积脓以及急性盆腔腹膜炎与急性盆腔结缔组织炎所致的脓肿均属盆腔脓肿。

（一）病理

输卵管炎表现为充血、水肿、增粗、渗出物多，伞端及峡部因炎症而粘连、封闭，管腔内积脓、积液而形成腊肠状包块。卵巢炎多表现为卵巢周围炎，并与输卵管积脓粘连贯通而形成输卵管卵巢脓肿。当输卵管内脓液流出沉积在子宫直肠陷凹处或严重的盆腔腹膜炎和急性盆腔结缔组织炎时，引起盆腔高度充血，组织水肿，纤维渗出，大量脓性渗出物流入盆腔底部，形成盆腔脓肿。

（二）临床表现

急性盆腔炎形成脓肿时，患者高热、寒战、腹痛、阴道脓性分泌物多。妇科检查可扪及盆腔包块，有触痛及波动感。如果脓液流入腹腔可引起严重腹膜炎甚至败血症。

（三）声像图表现

1. 急性子宫内膜炎

超声表现为子宫增大，内膜增厚，回声低。宫腔有积脓时，可出现无回声区伴细密光点。急性宫体炎时，肌壁间形成脓肿，回声不均，有的甚至形成弱回声小暗区，内部透声差，可见细小点状回声。

2. 急性输卵管炎

输卵管积脓时，在盆腔两侧或一侧可见条索状低回声区，边界模糊，形态欠规则，是输卵管肿胀增粗的表现。输卵管合并卵巢周围积脓时，可见不规则囊实混合性低回声（图 7-29），边界不清，内部回声杂乱。

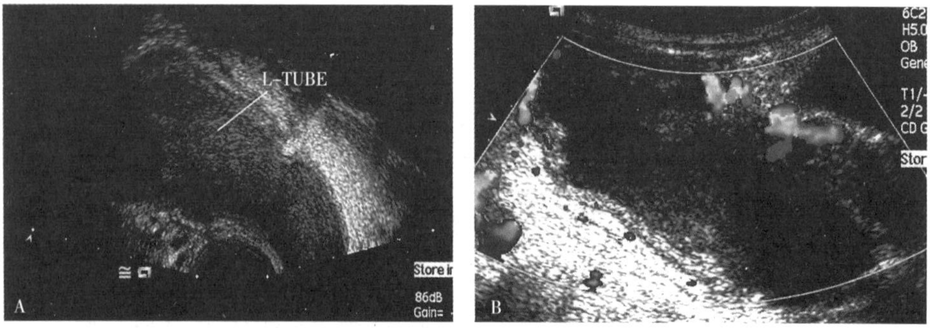

图 7-29　双侧输卵管积脓

A. 经阴道超声，左侧附件区条索状低回声包块，边界不清，形态欠规则，不规则囊实混合回声；L-TUBE：左侧输卵管；B. 经腹超声，彩色多普勒显示该包块的低回声部分可见丰富血流信号

3. 急性盆腔结缔组织炎或急性盆腔腹膜炎

形成脓肿时多在子宫直肠窝内，可见边界不清，内有点、条状高回声，伴盆腔中大量游离液体，内有密集细小点或片状高回声漂动。

4. 慢性盆腔炎

常表现为输卵管积水，多为双侧性，表现为条索状或腊肠状或曲颈瓶样。内部透声不清亮或欠佳。如输卵管合并卵巢慢性炎症时，盆腔内可见多房性无回声暗区与周围组织粘连，边界不清，容易形成包裹性积液（图 7-30）。

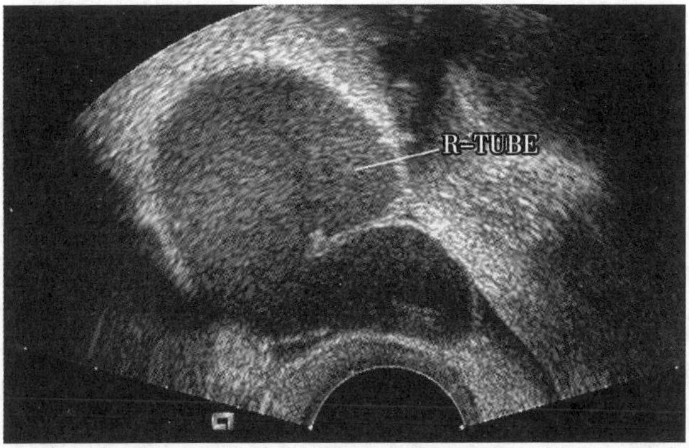

图 7-30　双侧输卵管积水

经阴道超声，右侧附件区曲颈瓶样状无回声包块，边界欠清，壁皱褶样突起，内透声差，囊内密集的点状回声；R-TUBE：右侧输卵管

5. 结核性盆腔炎

较严重时可形成包裹性积液，呈多个不规则液腔，间隔较厚，有时可见钙化灶呈点、块状强回声。

（四）鉴别诊断

盆腔炎性包块由于急慢性阶段不同、部位不同及严重程度不同而声像图表现不同。当病史不典型或声像图特点不典型时，较难诊断，须与以下疾病相鉴别。

1. 陈旧性宫外孕

宫外孕患者有以下病史特点：停经史，突发下腹痛，伴阴道流血，验血或尿人绒毛膜促性腺激素（HCG）阳性，一般无发热。声像图特点为：盆腔某侧见到实性或囊实性包块，边界不清，形态不规则，多伴有盆腔积液，积液内有细小光点漂动，陶氏腔穿刺可抽出不凝固的暗红色血液。

2. 卵巢子宫内膜异位症

患者病史为渐进性痛经，并常伴有不孕，但无感染及发热病史，超声检查在盆腔一侧或双侧可见单房或多房囊肿，形态欠规则，内部透声欠佳，可见细小点状或斑片状回声，经期增大。

二、输卵管积水

输卵管积水是由于输卵管伞端炎性粘连闭锁，管腔内渗出液积聚而成。输卵管积脓，若脓液吸收，液化呈浆液状，也可演变为输卵管积水。

（一）病理

输卵管积水时输卵管管壁变薄，表面光滑，组织学上输卵管内膜皱襞基本平坦，偶可在个别区域见到小的皱襞突起，称为单纯性输卵管积水。有的皱襞粘连形成小间隙，间隙内充满液体，称为滤泡型输卵管积水。因输卵管壶腹部管壁肌层较薄弱，液体多积聚在壶腹部，远端膨大成腊肠状或曲颈瓶状，偶可发生输卵管积水扭转。

（二）临床表现

多为下腹疼痛，腰骶部酸胀不适，月经不调，不孕等。妇科检查在子宫一侧或双侧可扪及条索状物或囊性肿块，触痛阳性。

（三）声像图表现

声像图表现为单侧或双侧附件区可见液体暗区呈长椭圆形，形态规整，边界清，壁薄光滑，典型声像图为腊肠型（图 7-31）或纺锤型或节段型，大量积水时呈曲颈瓶状。

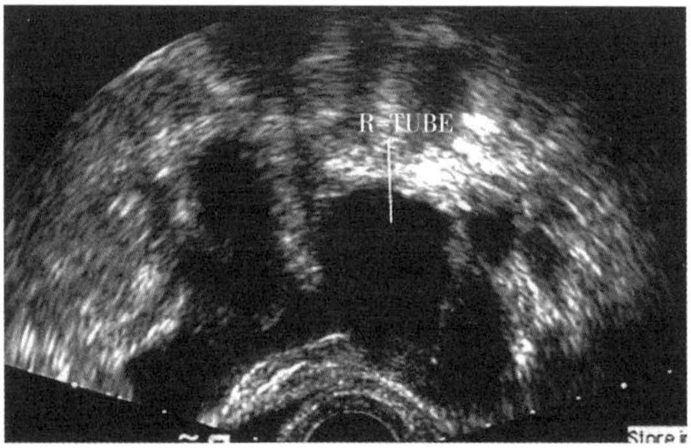

图 7-31　双侧输卵管积水

经阴道超声，右附件区腊肠状无回声包块，边界尚清，壁皱褶样突起，局部透声性差；R-TUBE：右侧输卵管

（四）鉴别诊断

输卵管积水主要和卵巢非赘生性囊肿相鉴别。非赘生性囊肿无炎症病史，超声检查可见囊肿，边界清楚，呈圆形或椭圆形，壁光滑，形态规整，内壁清晰，后壁及后方回声增高，卵泡囊肿在短期内可消失。

黄素囊肿多见于葡萄胎或绒癌患者，常为双侧性，呈多房，表面分叶状，壁薄光滑，大小不等，随葡萄胎或绒癌的治愈而自行消失。

第八章

产科疾病的超声诊断

第一节　超声判断胎位

在中孕期超声检查时明确胎产式与胎方位以及胎儿前后、左右、上下关系对诊断某些胎儿异常很有帮助，在晚期妊娠明确胎位，对决定分娩方式很重要。以下内容对判断胎儿方位很有帮助。

在耻骨联合上方扫查如果是胎头，则为头先露；如为胎儿臀部，则为臀先露；如既未发现胎头又无胎臀（在脐的左侧或右侧发现胎头），则为横位，此时注意有无脐先露（脐带脱垂）、足先露或其他先露征象。进一步根据脊柱方位确定胎产式和胎儿方位。

当胎儿为头先露且脊柱在母体右侧时，靠近母体腹壁的一侧为胎儿的左侧，如靠近母体腹壁的上肢为胎儿左上肢。

当胎儿为头先露且脊柱在母体左侧时，靠近母体腹壁的一侧为胎儿的右侧，如靠近母体腹壁的上肢为胎儿右上肢。

当胎儿为臀先露且脊柱在母体右侧时，靠近母体腹壁的一侧为胎儿右侧；而脊柱位于母体左侧时，靠近母体腹壁一侧为胎儿左侧。

清楚胎儿左右侧对判断胎儿各脏器的位置，非常重要。

一、胎儿头先露时

脊柱右（胎儿脊柱在母体的右侧）前为左（近母体腹壁的一侧为胎儿左侧）。

脊柱左（胎儿脊柱在母体的左侧）前为右（近母体腹壁的一侧为胎儿右侧）。

二、胎儿臀先露时

脊柱右（胎儿脊柱在母体的右侧）前为右（近母体腹壁的一侧为胎儿右侧）。

脊柱左（胎儿脊柱在母体的左侧）前为左（近母体腹壁的一侧为胎儿左侧）。

第二节　多胎妊娠

一、双胎类型的确定

1. 早孕期双胎类型确定

（1）绒毛膜囊的计数：绒毛膜囊数等于妊娠囊数目。

于第 6~10 孕周，超声计数妊娠囊数目很准确，此时期通过超声显示妊娠囊数目可预测绒毛膜囊数。第 6 孕周以前超声可能会少计数妊娠囊数目，这种情况大约出现在 15%的病例中。

（2）羊膜囊的计数

①双绒毛膜囊双胎妊娠的羊膜计数：由于羊膜分化晚于绒毛膜，双绒毛膜囊一定有双羊膜囊。妊娠囊和胚芽的数目为 1 ：1，因此如果两个妊娠囊各自有单个胚芽或胎心搏动则可诊断为双绒毛膜囊双羊膜囊双胎妊娠（图 8-1）。

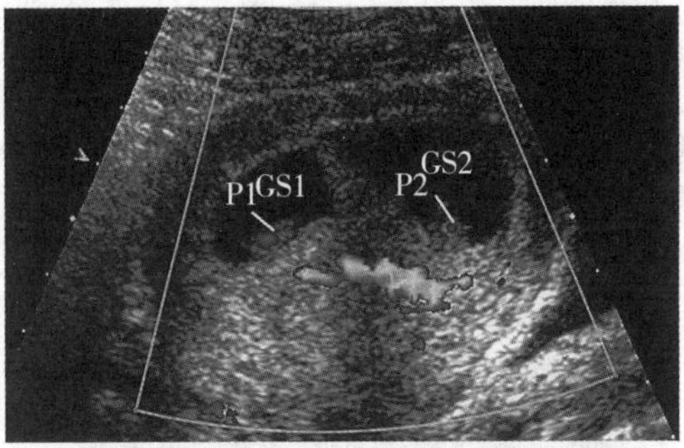

图 8-1　6 孕周双绒毛膜囊双羊膜囊双胎

经腹部超声检查，彩色多普勒显示宫腔内两个妊娠囊及其内均有胚芽及心管搏动

GS1：妊娠囊 1；GS2：妊娠囊 2；P1：胚芽 1；P2：胚芽 2

②单绒毛膜囊双胎妊娠的羊膜囊计数：单绒毛膜囊双胎妊娠，可以是双羊膜囊，也可以是单羊膜囊。如果超声显示一个妊娠囊内含有两个胚芽，则可能为单绒毛膜囊双羊膜囊或单绒毛膜囊单羊膜囊双胎妊娠。通过显示清楚的羊膜囊数目或卵黄囊数目来确定羊膜囊数目。

2. 中晚期妊娠绒毛膜囊、羊膜囊的确定

（1）胎儿生殖器：双胎性别不同是由于源于两个不同的卵子受精，总是双绒毛膜囊双羊膜囊双胎妊娠，如果胎儿性别相同或外生殖器不能确定，则不能通过这个标准评估绒毛膜囊个数。

（2）胎盘数目：如果超声显示两个独立的胎盘则可确定为双绒毛膜囊双胎妊娠。但当两个胚泡植入地相互靠近，两胎盘边缘融合在一起时，则难以凭超声显示胎盘数目来区分单绒毛膜囊双胎和双绒毛膜囊双胎。

（3）双胎之间分隔膜：双绒毛膜囊双胎妊娠，两胎之间的分隔膜通常较厚（图 8-2A），一般大于 1 mm，或者显示为 3~4 层；单羊膜囊双胎妊娠，两者之间的分隔膜较薄（图 8-2B），或者只能显示两层。但是继发于羊水过少的贴附胎儿则难显示两者之间的分隔膜。

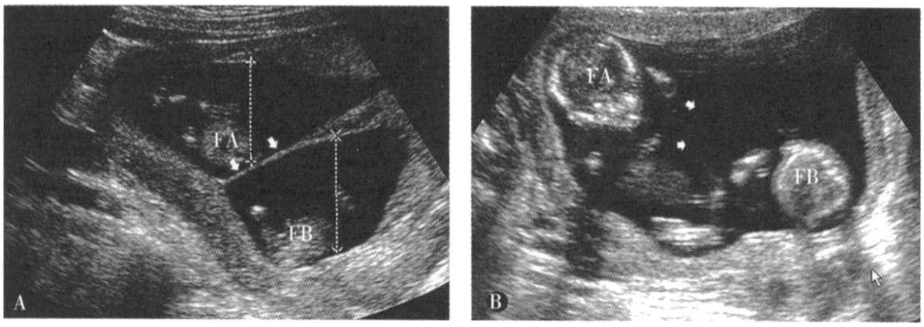

图 8-2　双胎之间的分隔膜厚度

A. 双绒毛膜囊双羊膜囊双胎之间可见较厚分隔膜回声（箭头所示）；B. 单绒毛膜双羊膜囊双胎之间可见较薄分隔膜回声（箭头所示）；FA：A 胎儿；FB：B 胎儿

（4）双胎峰：在胎盘绒合的双绒毛膜囊双胎妊娠中，一个呈三角形与胎盘实质回声相等的滋养层组织，从胎盘表面突向间隔膜内。超声横切面呈三角形（图 8-3），较宽的一面与绒毛膜表面相连接，尖部指向两胎分隔膜之间。这一特征也是中晚期区分双胎类型的一种有效方法。

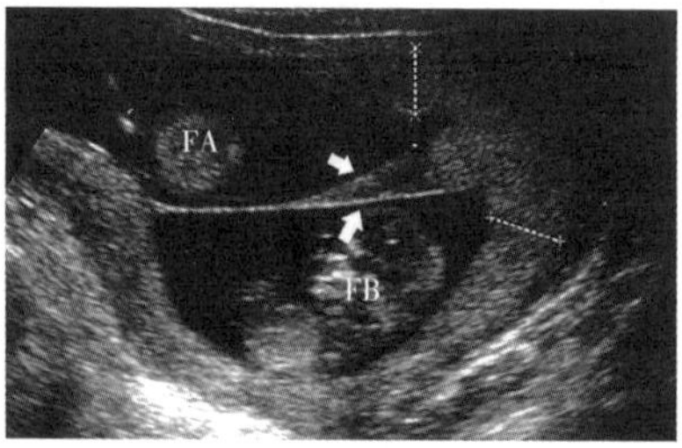

图 8-3　双绒毛膜囊双羊膜囊

双胎之间的双胎峰（箭头所示），呈三角形，尖端指向两胎分隔膜之间；FA：A 胎儿；FB：B 胎儿

二、双胎及多胎妊娠的生长发育

1. 双胎及多胎妊娠早期的生长特点

在多胎妊娠早期，头臀长（CRL）的生长和单胎妊娠相似。精确估计孕龄的办法是对所有胚胎的 CRL 进行平均，通过平均 CRL 估计孕龄。孕早期胚胎的生长主要受到遗传因素的影响。子宫内的种植位置也起到很重要的作用。正常情况下，在孕早期 CRL 之间存在的差异较小，但是如孕早期 CRL 存在明显的差异，提示可能异常，如与预计的孕周相差 5 天以上极可能存在生长不协调，Weissman 等发现较小的那个胎儿均存在较大的先天畸形。

2. 双胎及多胎妊娠中晚期的生长特点

迄今认为在孕 28~30 周以前双胎的生长率与单胎相似，在以后的妊娠中，双胎增加体重较单胎慢。

3. 双胎体重生长的不协调

双胎之间生长不协调的定义为体重相差 20%以上，据报道可发生在 23%的双胎妊娠。

生长不协调的原因很多：①双卵双胎中可能存在潜在的不同遗传因子，但通常不会引起明显严重的生长不协调。②无论是单卵双胎或双卵双胎，结构畸形，非整倍体染色体畸形，可能仅影响双胎之一，导致严重的生长不协调。③胎盘的不平衡，双胎之一由不良胎盘支持，可能会阻碍该胎儿的生长。④在单绒毛膜囊双胎，两个胎儿共享一个胎盘，两胎儿通过胎盘产生不平衡的血管短路引起严重的生长不协调，结果产生双胎输血综合征。相对体重基本相等的双胎而言，生长不协调双胎的发病率和死亡率明显增高。

三、双胎妊娠与胎儿畸形

双胎及多胎妊娠时，胎儿先天性畸形的发生率较单胎妊娠高。两胎儿可能均有畸形，所发生的畸形可以相同，也可以完全不同；可以出现一胎儿完全正常，而另一胎儿却有严重的畸形，即使是单卵双胎妊娠也不例外。双胎妊娠胎儿畸形除了存在一些与单胎妊娠相同的畸形外，还存在一些与双胎有关的特殊畸形，本节主要讲述与双胎有关的特殊畸形。

1. 联体双胎

联体双胎是罕见的畸形，发生概率约为 1/100 000~1/50 000。联体双胎只发生在单绒毛膜囊单羊膜囊（即单卵）双胎妊娠中。联体双体可分为相等联胎（对称性联胎）和不相等联胎（不对称性联胎），后者两胎大小不一，排列不一，小的一胎又称为寄生胎。

对称性联胎有多种类型，常根据两胎相连融合的解剖部位来命名，其命名一般在相连融合的解剖部位后加上“联胎”即为某种联胎畸形。如头部联胎指头与头相连，胸部联胎指胸与胸相连，腹部联胎指腹与腹相连等。此类联胎一般为前后相连的联胎，相连融合的范围一般较局限，仅为身体的某一部分相连。如果为侧侧相连融合的联胎，相连融合的范围一般较广泛，常常从头或臀开始向下或向上出现身体侧广泛融合，且常融合至胸部，这种大范围、多部位的联胎习惯上用未融合的解剖结构来命名，如双头畸形，指胸、腹部广泛相连而头部未相连，有两个完整的头。

（1）超声表现：联体双胎的类型不同，超声表现亦不同，其超声特征如下。

①两胎胎体的某一部位相连在一起不能分开，相连处皮肤相互延续。

②胎儿在宫内的相对位置无改变，总是处于同一相对位置，胎动时亦不会发生改变。

③两胎头总是在同一水平，出现胎动后亦不会发生胎头相对位置的明显改变。

④仅有一条脐带，但脐带内的血管数增多，有 3 条以上血管。

⑤早孕期检查时，如果胚胎脊柱显示分叉时应高度怀疑联体双胎的可能，应在稍大孕周进行复查以确诊。

⑥大多数联体双胎在腹侧融合，面部表现为面对面，颈部则各自向后仰伸。最常见的类型为胸部联胎、脐部联胎（图 8–4）和胸脐联胎。

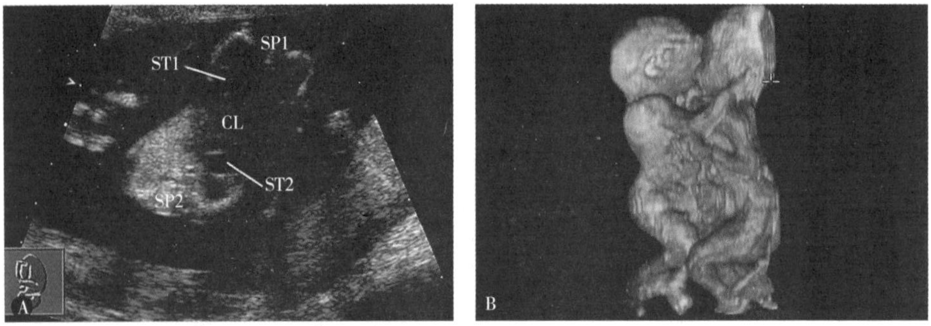

图 8–4　16 孕周脐部联胎

A. 上腹部横切面显示，双胎的肝脏相互融合，形成一个共同肝脏（CL），皮肤线回声相互延续，呈钝角；B. 三维成像很直观地显示胎儿脐部联胎；ST1：A 胎儿胃泡，ST2：B 胎儿胃泡；SP1：A 胎儿脊柱；SP2：B 胎儿脊柱

⑦双头联胎时，常为侧侧融合，其融合范围广泛，可在颈以下完全融合在一起。

⑧寄生胎为不对称性联体双胎，表现为两胎大小不一，排列不一，一个胎儿各器官可正常发育，而另一个较小的寄生胎则未能发育成形，声像图上有时类似一肿物样图像。

（2）注意事项：以下几点可帮助避免误诊和漏诊。

①未分开的皮肤轮廓在同一解剖断面必须是恒定的表现，胎动时两胎之间的皮肤无错位表现，这样才能避免假阳性诊断。

②双羊膜囊双胎妊娠之间的分隔膜可能显示不清，两胎儿的临近部分紧挨在一起时易造成联体的假象，因此，未能显示两胎之间的分隔膜时，应警惕联体双胎的可能；但如果能显示出分隔膜，则可排除联体双胎。

③双胎大小不一致时，不能排除联体诊断，特别是腹部及背部寄生胎，较小的寄生胎可能漏诊或误诊。

④非常严重的联体双胎可能掩盖双胎声像特征而形成一个巨体单胎妊娠的假象，应引起注意。

2. 无心畸胎序列征

无心畸胎序列征又称动脉反向灌注综合征，发生概率在所有妊娠中约为1/35 000，在单卵双胎中约为1%。无心畸胎对双胎均是一种致死性的严重畸形（图8-5）。

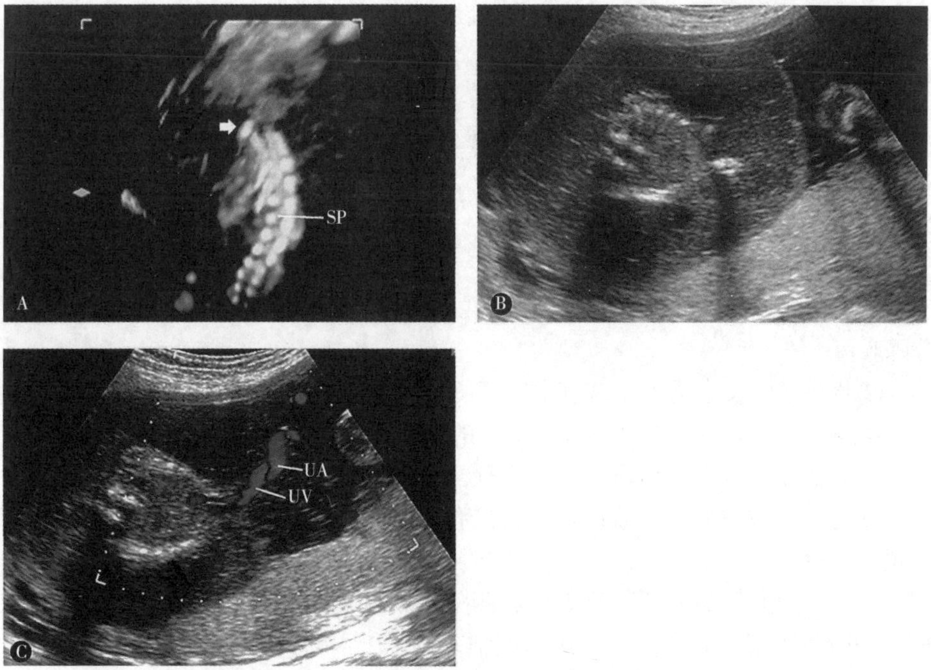

图8-5　23孕周双胎之一胎儿无心畸胎序列征

A. 无心畸胎脊柱的三维超声成像显示，胸椎以上（箭头所示）脊椎缺失，无脑；B. 无心畸胎胸部横切面显示全身皮肤明显水肿增厚，胸腔内无明显心脏；C. 无心畸胎脐带处腹部横切面显示脐动脉（UA）和脐静脉（UV）血流均与正常胎儿相反；SP：脊柱

（1）超声诊断要点

①双胎儿中一胎形态、结构发育正常，另一胎出现严重畸形，以上部身体严重畸形为主，可有下部身体如双下肢等结构。

②无心畸胎体内常无心脏及心脏搏动，如果无心畸胎存在心脏残腔或心脏遗迹，可有微弱的搏动。

③上部身体严重畸形，可表现为无头、无双上肢、胸腔发育极差。

④部分无心畸胎上部身体结构难辨，仅表现为一不规则实质性团块组织回声，内部无内脏器官结构。

⑤无心畸胎常有广泛的皮下水肿声像改变，在上部身体常有明显的水囊瘤。

⑥频谱及彩色多普勒血流显像可显示无心畸胎脐动脉及脐静脉内血流方向与正常胎儿者相反，无心畸胎脐动脉血流从胎盘流向胎儿髂内动脉达胎儿全身，脐静脉血流从胎儿脐部流向胎盘，正好与正常胎儿脐动脉、静脉血流方向相反。

（2）注意事项：无心畸胎在妊娠较早时期检查，单纯二维声像图显示无心畸胎可能类似双胎之一死亡，但动态追踪观察，怀疑为“死胎”者继续生长、增大，然后再诊断为本病。但彩色多普勒超声在较早期妊娠即能明确诊断。

3. 双胎输血综合征（TTTS）

双胎输血综合征（TTTS）是指两个胎儿循环之间通过胎盘的血管吻合进行血液输注，从而引起一系列病理生理变化及临床症状。TTTS 在单绒毛膜囊双胎妊娠中的发生概率约为 4%～35%，在所有双胎妊娠中的发生概率约为 1.6%。

超声诊断要点：

①两胎儿性别相同，只有一个胎盘，隔膜与胎盘连接处无双胎峰，两胎间分隔膜薄。

②胎儿各生长参数有明显不同。两胎儿间体重估计相差>20%，或腹围相差>20 mm。但生长参数差异不是 TTTS 的诊断标准之一。

③羊水过少胎儿“贴附”在子宫壁上，胎动明显受限。两胎之间的羊膜常与“贴附儿”皮肤紧贴而难以显示，只有在胎儿边缘与子宫相连处的羊膜才能为超声所检出。

④“贴附儿”常贴于子宫前壁和侧壁，是 TTTS 的重要特征（图 8-6）。这种“贴附儿”很少会“沉”于羊水底部或位于子宫的其他部位。

⑤根据 Quintero 等提出的 TTTS 产前超声诊断标准：单绒毛膜双羊膜囊双胎（同性别，单胎盘，有一薄层分隔膜，“T”字征）。

两羊膜囊内的羊水量差异，受血儿羊水过多（20 孕周前羊水最大垂直深度≥8 cm，20 孕周后≥10 cm），供血儿羊水过少（羊水最大垂直深度≤2 cm）。

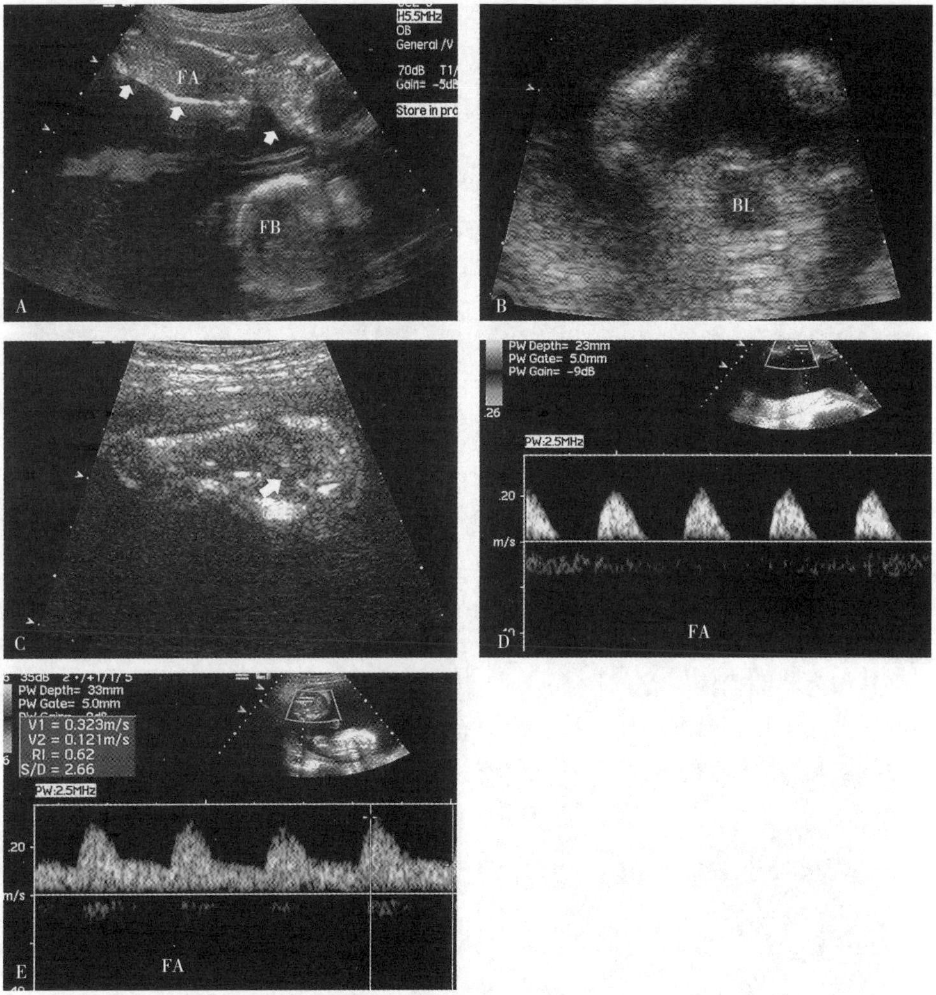

图 8-6　双胎输血综合征

A. 供血儿（FA）羊水过少，贴附于子宫前壁（箭头所示），胎动明显受限，受血儿（FB）羊水过多，活动频繁；B. 受血儿盆腔横切面显示膀胱（BL）明显增大；C. 供血儿盆腔横切面未显示膀胱充盈（箭头所示）；D. 供血儿脐动脉多普勒检查显示舒张期血流缺失；E. 供血儿大脑中动脉多普勒检查显示舒张期血流阻力指数降低

基于产前超声表现将 TTTS 分为 5 期。

Ⅰ级：可见供血儿膀胱。

Ⅱ级：供血儿膀胱不显示；受血儿羊水过多。

Ⅲ级：多普勒超声异常，可包括以下异常之一或以上：脐动脉舒张期血流频谱消失或反向、静脉导管 a 波血流消失或反向、脐静脉血流出现搏动。

Ⅳ级：胎儿水肿。

Ⅴ级：双胎或双胎之一死亡。

第三节　异位妊娠

孕卵在子宫腔以外着床发育，称为异位妊娠，它是妇产科常见急腹症之一。本病95%发生在输卵管，有时也可发生在腹腔、卵巢、宫颈及子宫残角等。对于大部分异位妊娠病例，超声检查、结合病史及HCG测定，可为临床提供有用的诊断线索或依据。

一、超声诊断要点

1. 子宫略显饱满增大，子宫内膜回声增厚、增强。

2. 宫腔内无妊娠囊声像。有时由于蜕膜反应和宫腔内出血可形成圆形或不规则形的单层“假妊娠囊”声像，特别需注意与真孕囊的“双蜕膜”征加以鉴别。

3. 未破裂妊娠囊型的异位妊娠　多见于停经6周左右的妊娠。其共同特征是混合回声包块内有完整的妊娠囊回声，即环状强回声包绕的无回声区，有学者将其称为“甜面圈”征（图8-7）。囊内有时可见卵黄囊和胎芽回声，偶见胎心搏动。子宫直肠窝内无积液（血）征象。

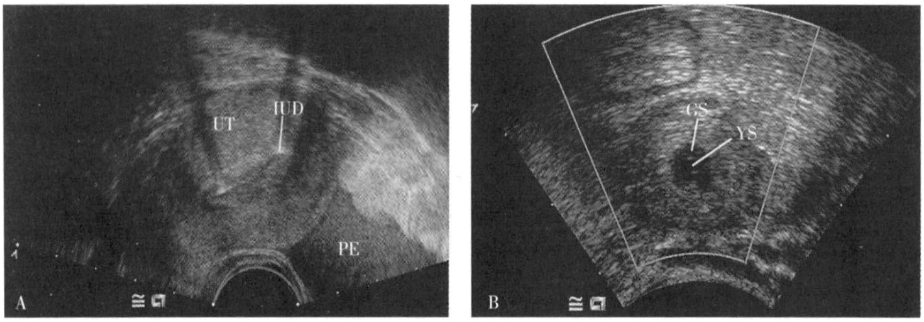

图8-7　输卵管妊娠

A. 经阴道超声检查，子宫（UT）矢状切面显示，宫腔内无妊娠囊回声，但可见节育环声像（IUD），盆腔内积液（PE）；B. 经阴道超声检查，右侧附件可见一混合性包块，内部为无回声区，无回声区周边可见稍强回声区包绕，呈“甜面圈”征，无回声区内可见卵黄囊回声；GS：妊娠囊；YS：卵黄囊

（1）输卵管壶腹部妊娠最常见，包块位于宫旁，阴道探头压迫可明显将其与子宫分开。

（2）输卵管间质部妊娠，包块紧邻子宫角部，明显向子宫角外突出膨大，但子宫内膜线在角部是闭合状，与包块无连续关系。

（3）宫角妊娠，包块位于子宫角部，该侧角部明显增大，向宫外凸出，包块壁较厚，有子宫肌层回声，子宫内膜在角部呈喇叭状，与包块相连通。

（4）腹腔妊娠，子宫外腹腔的某处（多为盆腔）可显示妊娠囊或胎体、胎头、胎心搏动及胎动回声。在它们的周围，无光滑而较厚子宫壁包绕。若胎儿已死亡，则胎头变形，胎体边界不清晰、无胎心搏动及胎动回声。可见到胎盘的密集点状回声（由于羊水量不足，多处粘连及肠管覆盖，致使胎盘呈境界不清的不均质性肿块回声）。

（5）宫颈妊娠，子宫腔内无妊娠特征。宫颈径线增大，在纵切面上显示宫体较宫颈小，妊娠囊附着在宫颈管内（图8-8）。宫颈和宫体呈葫芦样改变，上方较小者为子宫体，下方较大者为增大的子宫颈。宫颈内口关闭。早早孕时期，宫颈可不明显增大，而缺乏葫芦样声像特征。

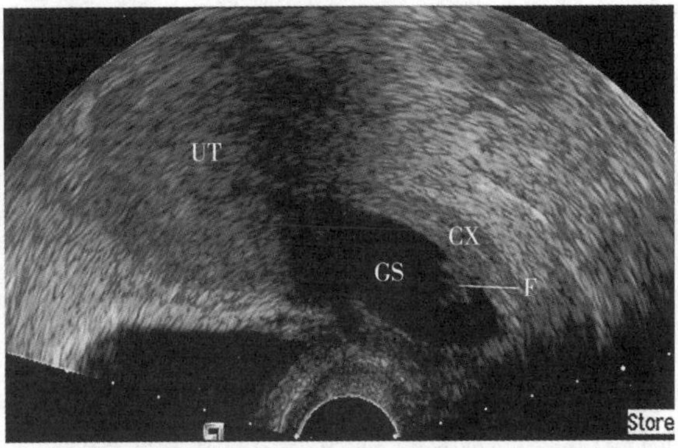

图8-8　宫颈妊娠

经阴道超声检查，子宫（UT）矢状切面显示宫颈管内妊娠囊回声（GS）和胚芽（F）回声，宫颈（CX）明显增大

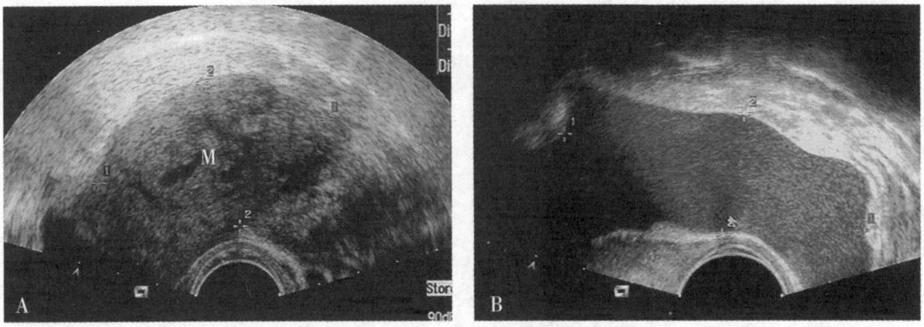

图8-9　输卵管妊娠破裂

A. 经阴道超声检查，宫腔内未见明显的妊娠囊回声，左侧附件区混合性包块（M）回声，形状不规则；B. 经阴道超声检查，盆腔内可见大片状移动性低回声（+字光标所示区域），其内可见云雾状回声

4. 异位妊娠破裂合并出血　声像图表现多种多样，常表现为在子宫的一侧或偏前或偏后可见一较大的混合回声包块（图 8-9），边界欠清楚，形态不规则，包块中央有时可见“甜面圈”征，出血量多时，在腹腔内可见到移动性无回声区，肠管回声漂浮其中。可显示无回声或大量密集的低回声在子宫直肠窝内，由于血液潴留，这种破裂型的异位妊娠，需密切结合病史和血尿 HCG 的测定才能做出提示性诊断，单纯凭超声很难做出肯定或否定的诊断。

二、鉴别诊断

1. 与妇产科其他急腹症鉴别，例如：早期妊娠流产、黄体囊肿破裂、卵巢囊性肿物蒂扭转或破裂、急性输卵管炎和积水积脓、急性阑尾炎、盆腔脓肿。勿将附件的小动脉搏动误认为宫外胎心搏动。

应用阴道超声、彩色多普勒超声可提高诊断准确率及鉴别诊断的能力。在附件包块内可检查到胎芽、胎心和滋养层周围血流频谱，后者呈低阻力动脉血流。

2. 与子宫内膜异位症的宫外包块、双子宫合并一侧妊娠、子宫肌瘤合并妊娠等鉴别。前者通常是位于卵巢内，后两者与子宫关系密切，双子宫的宫颈往往可能合并在一起。子宫肌瘤合并妊娠引起的急症，往往是由于肌瘤太大产生红色变性，引起疼痛。

3. 宫颈妊娠时，需注意和宫颈内部纳氏腺囊肿相鉴别。该囊肿壁薄，周围没有较厚的绒毛强回声，不形成特征性的葫芦样改变。积血时，要与结核性腹膜炎所造成的腹水相鉴别。

第四节　前置胎盘

前置胎盘是妊娠晚期阴道出血的常见原因之一。严重出血不仅危及孕妇生命，而且常常因此必须终止妊娠。实时超声对胎盘进行定位是一种安全、简便、准确和可重复性的检查方法。

一、诊断标准

超声明确显示宫颈、宫颈内口及其与胎盘下缘的位置关系，是诊断或否定前置胎盘的技术要点。如果胎盘位置较低，附着于子宫下段或覆盖子宫内口时，可按以下标准诊断。

1. 低置胎盘

胎盘最低部分附着于子宫下段，接近而未抵达宫颈内口。

2. 边缘性前置胎盘

胎盘下缘紧靠宫颈内口边缘，但未覆盖宫颈内口。

3. 部分性前置胎盘

宫颈内口为部分胎盘组织所覆盖。胎先露与宫壁间无羊水时，胎先露与膀胱后壁间距离或胎先露与骶骨岬间的距离加大。

4. 中央性前置胎盘（图 8-10）

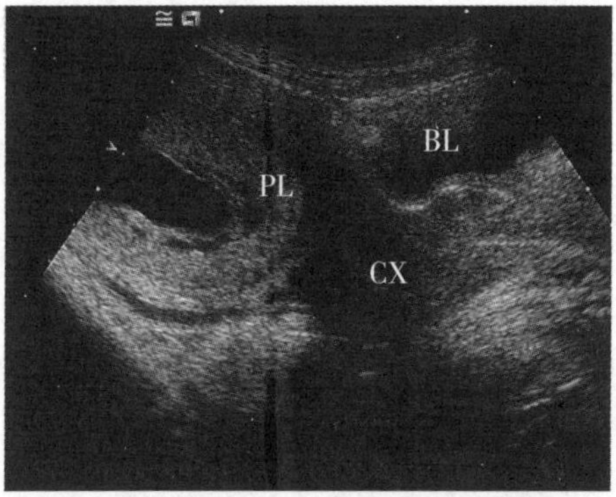

图 8-10　中央性前置胎盘

经腹部超声检查，胎盘（PL）完全覆盖宫颈（CX）内口；BL：膀胱

宫颈内口完全被胎盘组织所覆盖。横切面时，宫颈上方全部为胎盘回声，无羊水间隙。胎先露至膀胱后壁或至骶骨岬的距离加大。

二、注意事项

1. 超声发现中期妊娠“前置胎盘”者的概率高达 20%~45%，与足月妊娠实际发病率（<1%）相差甚大；中期妊娠“前置胎盘”在足月妊娠时 63%~91%由于子宫下段延伸和“胎盘迁移”，最终正常分娩。以下经验有助于避免中期妊娠超声诊断的假阳性。

（1）中期妊娠发现的边缘性或部分性前置胎盘，通常无临床意义，胎盘上缘已附着于宫底者尤其如此。

（2）中期妊娠出血，超声发现边缘性前置胎盘或部分性前置胎盘，需要超声随访检查，根据妊娠 32~34 周复查结果定论。

（3）中期妊娠发现中央性前置胎盘，无论孕妇有无出血，应引起高度重视。若不再出血，需在妊娠 32~34 周复查（Hadlock 主张在妊娠 36 周复查）。

2. 经腹壁扫查时，在以下情况下可能产生假阳性（有报告假阳性率高达 10%）。

（1）过度充盈的膀胱可压迫子宫下段，易将闭合的子宫下段误认为宫颈内口。为此，需在排出部分尿液之后复查 1 次或 2 次，仔细观察胎盘附着部位变化。

（2）子宫下段收缩可造成胎盘覆盖宫颈内口的假象，休息 15～30 min，待子宫收缩解除后再观察胎盘和子宫内口的关系（注：正常宫壁厚≤1.5 cm，超过此值需考虑局部子宫收缩或肌瘤）。

（3）若前置胎盘位于子宫后壁，在臀位或横位胎儿一般不难识别。但在头位时，胎盘回声常被胎儿颅骨声影遮住，难以看到前置胎盘的典型声像图。此时可试用以下方法。

①用手轻轻地向上推动胎头，或使孕妇头部放低，垫高臀部，使羊水流入胎头与胎盘绒毛膜板之间。

②在胎头上加压扫查，若有前置胎盘附着，胎头与子宫后壁的间隙无明显减小。反之，则间隙减小或消失。

③测量胎先露与母体骶骨岬之间距离，正常小于或等于 1.5 cm，同时观察胎盘上缘至宫底的距离。

3. 经会阴扫查（经阴唇扫描，translabial scan）　是显示宫颈内外口，诊断有无前置胎盘的良好新途径，它安全、简便、可靠。可将前置胎盘超声诊断假阳性减少到最低程度。本方法可作为常规筛选诊断手段。

4. 在紧急情况下，由于不能等待膀胱充盈后再作检查，可在无菌操作下用导尿管向膀胱注入灭菌生理盐水，再行超声检查。

5. 经阴道超声检查　经会阴检查不能明确者，可用经阴道超声检查，对于各种类型的前置胎盘，尤其是其他方法难以诊断的前置胎盘，如较薄的膜状胎盘前置、血管前置有很好的诊断价值。注意动作轻柔，探头置于阴道中上部，以能显示子宫内口与胎盘下缘之关系即可，不必将探头伸入到阴道最内端。

参考文献

[1] 刘红霞，梁丽萍．超声诊断学［M］．北京：中国医药科技出版社，2020.

[2] 于广会，肖成明．医学影像诊断学［M］．北京：中国医药科技出版社，2020.

[3] 任卫东，马春燕．超声诊断基础与临床应用图解［M］．北京：化学工业出版社，2020.

[4] 何红梅，沈雯．超声诊断学［M］．北京：中国医药科技出版社，2020.

[5] 雷子乔，郑艳芬．医学影像技术［M］．北京：人民卫生出版社，2020.

[6] 赵一平，袁欣．乳腺疾病影像诊断与分析［M］．北京：科学出版社，2020.

[7] 王振常，龚启勇．放射影像学［M］．北京：人民卫生出版社，2020.

[8] 夏瑞明，刘林祥．医学影像诊断学［M］．北京：人民卫生出版社，2020.

[9] 王培军．中华影像医学［M］．北京：人民卫生出版社，2020.

[10] 张梅．心脏超声诊断临床图解［M］．北京：化学工业出版社，2020.

[11] 陈萍．妇科超声诊断临床图解［M］．北京：化学工业出版社，2020.

[12] 李安华．腹部超声诊断临床图解［M］．北京：化学工业出版社，2020.

[13] 王翔，张树桐．临床影像学诊断指南［M］．郑州：河南科学技术出版社，2020.

[14] 王志刚．超声分子影像学［M］．北京：科学出版社，2016.

[15] 余建明，刘广月．医学影像技术学［M］．北京：人民卫生出版

社，2017.
［16］高剑波．中华医学影像技术学［M］．北京：人民卫生出版社，2017.
［17］刘万花．乳腺比较影像诊断学［M］．南京：东南大学出版社，2017.
［18］周汉，韩白乙拉，王彩生．常见肝胆疾病影像学诊断图谱［M］．沈阳：辽宁科学技术出版社，2017.
［19］刘惠，郭冬梅，邱天爽．医学图像处理［M］．北京：电子工业出版社，2020.
［20］陈晶，王红光．基层医院实用影像检查技术［M］．北京：人民卫生出版社，2020.